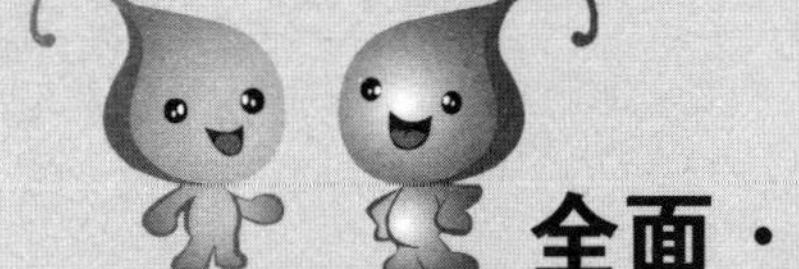

全面 · 权威 · 实用

适合从事**白癜风医疗人员、白癜风患者**参考阅读

重新认识
白癜风

主编 王家怀 雷安萍

中国妇女出版社 军事医学科学出版社

图书在版编目（CIP）数据

重新认识白癜风 / 王家怀，雷安萍主编. -- 北京：中国妇女出版社，2016.1

ISBN 978-7-5127-1190-7

Ⅰ. ①重…　Ⅱ. ①王… ②雷…　Ⅲ. ①白癜风—诊疗　Ⅳ. ①R758.4

中国版本图书馆CIP数据核字（2015）第253321号

重新认识白癜风

作　　者：王家怀　雷安萍 主编
责任编辑：路　杨
封面设计：吴晓莉
责任印制：王卫东
出版发行：中国妇女出版社
地　　址：北京东城区史家胡同甲24号　　邮政编码：100010
电　　话：（010）65133160（发行部）　65133161（邮购）
网　　址：www.womenbooks.com.cn
经　　销：各地新华书店
印　　刷：北京通州皇家印刷厂
开　　本：170 × 240　1/16
印　　张：11.5
字　　数：127千字
版　　次：2016年1月第1版
印　　次：2016年1月第1次
书　　号：ISBN 978-7-5127-1190-7
定　　价：29.80元

本书编委会

主　编　王家怀　雷安萍

编　者　（排名不分先后）

郑志华　赵晓军　赵　凯　张　情

张俊杰　阳亚楠　韦祖泉　王　杨

王　娟　王国栋　王德宇　唐　丹

孙梅梅　孙　超　刘永生　刘建志

刘德润　李毅冰　李香雪　韩波学

郭新胜　高毓梅　冯和平　陈志钦

陈芬霞

序

白癜风被列为世界皮肤病三大顽症之一，中医学早在1000多年前就有记载。近年来，随着环境污染、人们身心压力增大，白癜风的发病率逐年上升，并呈年轻化的趋势。虽然目前随着医学水平的不断进步，白癜风的治疗已经取得了较大成效，但由于我国各地区医疗卫生条件发展不均衡等原因，不少患者医学知识匮乏，对白癜风存在认识与治疗误区，误诊误治的情况时有发生，以致白癜风迁延难愈，严重影响身心健康。

为了普及科学的白癜风防治常识，进一步提升社会公众对皮肤健康的重视程度，帮助广大白癜风患者提高防病与治病能力，我国权威白癜风专家王

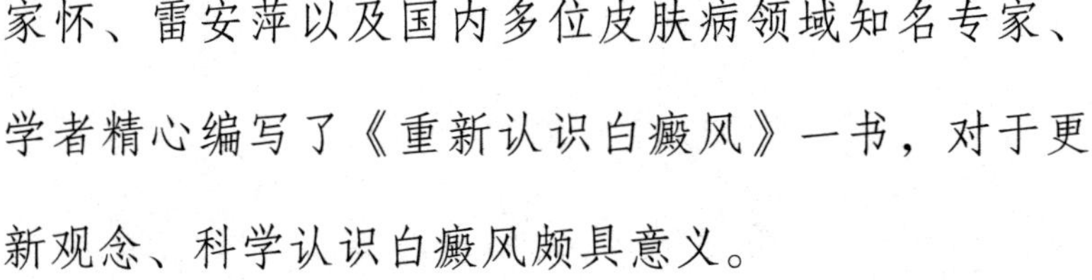

家怀、雷安萍以及国内多位皮肤病领域知名专家、学者精心编写了《重新认识白癜风》一书，对于更新观念、科学认识白癜风颇具意义。

本书介绍了白癜风的临床症状、发病机制与诊断原则，预防与护理知识，包括日常饮食起居、治疗注意事项、心理调节等，书中针对性地介绍了中医、西医、中西医结合治疗白癜风的特点，对于增进患者对白癜风的认识与理解、掌握科学的防治常识、主动防病治病具有重要的指导性意义。

健康是幸福的基本条件，也是全人类不断追求的目标。《重新认识白癜风》全书语言平实，通俗易懂，同时又具有一定的学术价值，既可作为白癜风患者的健康枕边书，也可作为基层白癜风医务工作者的学习参考书。希望本书能帮助广大白癜风患者重新认识白癜风，合理预防、科学治疗，并祝愿广大患者都能从书中受益，早日康复。

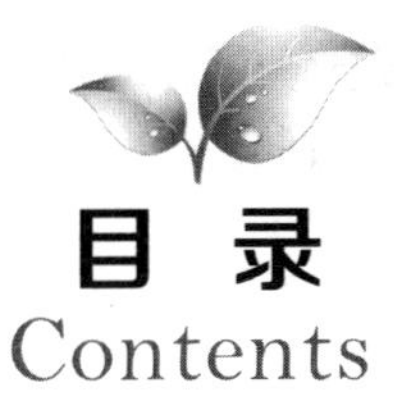

目 录
Contents

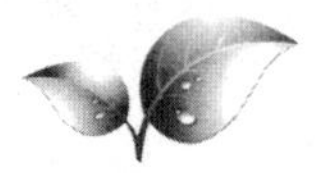

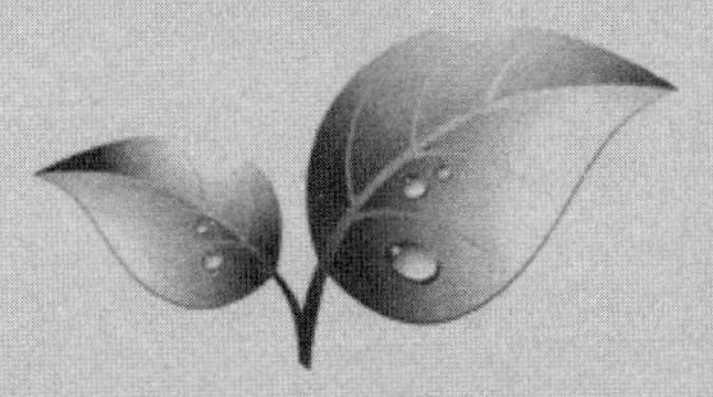

第一章
谈“白”色变的白癜风

一、什么是白癜风

二、透视人身上的三层皮

三、都是黑色素惹的祸

四、细胞“吃”不饱，它就会闹罢工

一、什么是白癜风

说起白癜风，很多人都不陌生，但是真正了解白癜风的人却不多，甚至存在一些误区，因此我们应该对白癜风有一个重新的认识。

中医学对白癜风的认识及治疗已有数千年的历史，历代中医学家和医学文献积累了丰富的经验。现知我国最古的医学方书《五十二病方》中所记载的“白毋膢”，隋朝巢元方的《诸病源候论·白癜候》中的“白癜”，清代邹岳的《外科真诠》中的“白驳风”，这些古人所言“白毋膢”“白癜”“白驳风”等都是我们现在所说的白癜风。国外在白癜风基础研究方面也取得了较大进展，从生理、生化、病理、遗传和免疫等方面，对白癜风的发病机制进行了深入的探索。

白癜风是一种以黑色素脱失和白斑形成为特征的常见色素障碍性皮肤病。此病异常顽固，病程慢性，易诊难治，影响美观。为了让读者朋友更好地了解白癜风，我们可以用土地的沙漠化来形容白癜风的形成。所谓土地沙漠化，是由于雨水稀少、水土流失、高温而引起土地干燥和养分缺失，致使草木不能生长，即植被被破坏之后，地面失去覆盖，绿色原野逐步变成类似沙漠景观的过程。

白癜风类似于土地的沙漠化，人体皮肤好比植被。人体

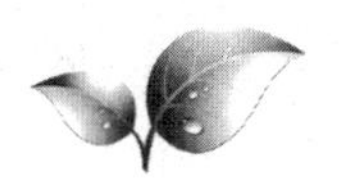

对所有的药物、食物等营养物质是通过血液循环输送到人体所需各个器官和组织的。白癜风患者在内外因素影响下，导致机体内环境失衡、脏腑功能失调、免疫出现问题，致使黑色素分泌不足，造成皮肤内层的结构发生重大改变，加上血液微循环不畅，黑色素所需的营养无法随着输送到皮肤内层细胞，致使皮肤表皮出现局部色素缺失，从而形成白癜风。

如果这个时候不及时从源头血液和根本脏腑进行治理，长期恶性循环，那么皮肤上的白斑就会像一片片沙漠一样不断扩大，最终形成大范围的“皮肤沙漠化”。

通过这个例子，我们是不是对白癜风的产生有了一个更明确的认识了呢？

二、透视人身上的三层皮

为了更好地认识白癜风，我们需要了解正常皮肤的解剖组织学和生理学知识，不然很难深入认识和了解白癜风。

皮肤覆盖于人体表面，是人体的第一道防线，具有十分重要的功能。从重量与面积的角度看，皮肤总重量占体重的5%～15%，就面积而言，成人的皮肤面积约为1. 5平方米～2平方米，新生儿的皮肤面积约为0. 21平方米，所以皮肤是人体最大的器官。

不同人的皮肤厚度不同，同一个人不同部位的皮肤厚度也各不相同，一般皮肤厚度为0. 5毫米～4. 0毫米（不包括皮下脂肪层）。每个人的皮肤颜色也各有不同，受种族、年龄、性别以及所在环境等因素影响，即使是同一人，各个部位的皮肤颜色也有深浅之分。

人体的皮肤由表皮、真皮、皮下组织与附属器官组成，其中最主要是表皮、真皮和皮下组织。皮肤中还有毛、指（趾）甲、皮脂腺和汗腺，是胚胎发生时由表皮衍生的附属结构，称为皮肤附属器官或表皮附属器官。此外，皮肤内还有丰富的血管、淋巴管、肌肉和神经。

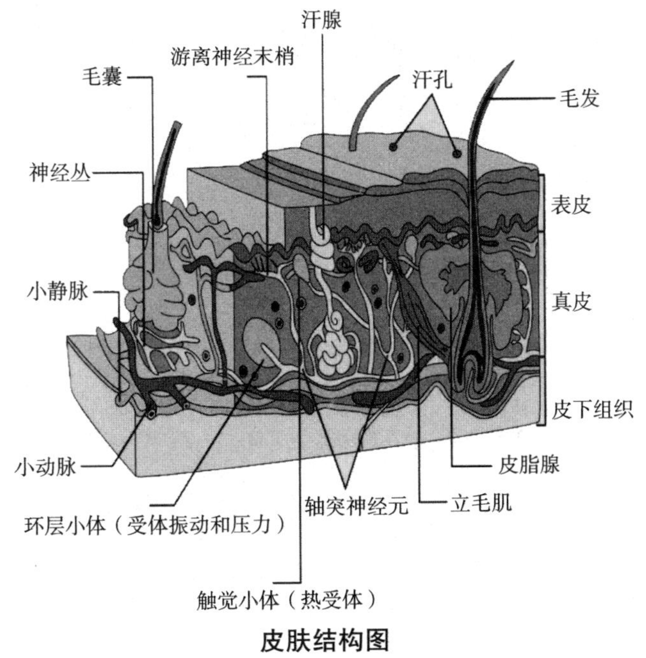

皮肤结构图

（一）表皮

人正常表皮由深层到皮表分别为基底层、棘细胞层、颗

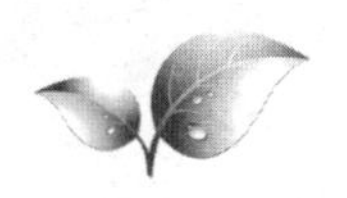

粒层、透明层与角质层，共5层。表皮主要由角质形成细胞与非角质形成细胞两种构成。前者的特点为可产生角蛋白，胞质内含有张力原纤维，有桥粒。而后者不产生角蛋白，胞质内无张力原纤维，胞质突出呈树突状，无桥粒。非角质形成细胞包括黑色素细胞、朗格汉斯细胞以及梅克尔细胞等，其中黑色素细胞与白癜风关系最为密切。

黑色素细胞具有合成和分解黑色素的功能。黑色素细胞内的酪氨酸在酪氨酸酶的作用下转化为多巴，再经一系列的生化过程而合成黑色素，黑色素通过黑色素细胞的树枝状突起输送到角质形成细胞内。角质形成细胞内含有多少不等的黑色素，其含量的多少与皮肤颜色的深浅成正比。白癜风就是一种由于黑色素细胞明显减少或缺失而引发的皮肤、黏膜和毛发色素脱失性疾病。

（二）真皮

真皮上接表皮，下与皮下组织相连，是皮肤的一个重要部分。真皮主要由结缔组织构成，但其中尚有其他组织，如神经和神经末梢、血管、淋巴管、肌肉以及皮肤的附属器官。真皮从上至下通常分为乳头层和网状层两层，两者之间并无明确界限。

真皮结缔组织是由胶原纤维与弹性纤维、基质以及细胞成分组成的。胶原纤维和弹性纤维互相交织在一起，埋于基质内。正常真皮中细胞成分包括成纤维细胞、组织细胞及肥大细胞等。胶原纤维、弹性纤维和基质都是成纤维母细胞形成的。网状纤维仅是幼稚的胶原纤维，并非独立成分。

（三）皮下组织

皮下组织又称皮下脂肪层，来源于间质，是由原始间质细胞形成的成纤维细胞和脂肪细胞组成的。脂肪细胞中形成大的脂滴压迫其他成分，以致细胞大、胞浆透明、胞核被挤成微粒状而无规律地置于胞膜内缘。脂肪的基本单位是由脂肪细胞聚集形成的一级小叶，许多一级小叶构成二级小叶。二级小叶周围有纤维间隔或称小梁。皮下组织的纤维间隔中有较大的血管、淋巴管和神经穿过。皮下组织与真皮之间无明确界限，两者的结缔组织彼此相连。皮下组织的深部与筋膜、肌肉腱膜或骨膜连接。

三、都是黑色素惹的祸

我们都知道，白癜风是一种由于黑色素细胞明显减少或缺失而引发的皮肤、黏膜和毛发色素脱失性疾病。说白了，之所以会患上白癜风，都是黑色素异常惹的祸。那么，现在让我们来仔细看一看黑色素的真面目吧。

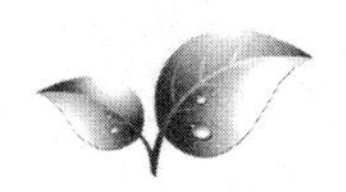

黑色素是动物皮肤或者毛发中存在的一种黑褐色的色素，由一种特殊的细胞即黑色素细胞生成并且储存在其中。正是由于黑色素的存在，皮肤才有了颜色。一旦黑色素由于某种原因不能形成，也就造成了色素脱失，从而形成白斑。

黑色素细胞是一种皮肤里的特殊细胞，它产生黑色素，传递给周围的角质形成细胞。黑色素停留在这些角质形成细胞的细胞核上起保护作用，防止染色体受到光线辐射受损。人体的正常与健康的肤色是黑色素合成与代谢平衡的结果。当黑色素细胞功能障碍或结构破坏时，黑色素形成减少或停止，但是黑色素降解与破坏依然进行，其结果是皮肤色素变淡或脱失，便可引发白癜风。

黑色素细胞的多少主要取决于遗传，另外还与内分泌激素及营养状况有关，皮肤的黑色素细胞主要分布在表皮之基底层，也见于毛根及外毛鞘。人的表皮约有 20亿个黑色素细胞，重约1克，平均每平方毫米1560个对称分布于全身。黑色素细胞能合成并分泌黑色素，因此是一种腺细胞。然而黑色素的生物合成非常复杂，是通过色体（未成熟的黑色素）内酪氨酸—酪氨酸酶反应形成的。

如果因为某种原因导致黑色素细胞功能障碍，那么便无法正常合成黑色素。造成黑色素细胞受损的原因很多，例如，半醌类物质对黑色素细胞可能具有双相作用，经试验证明，在皮肤涂擦氢醌单苯醚，能够促使黑色素细胞及其生成的黑色素数量增加。这可能是因为半醌类物质会刺激前列腺素的形成，而后者可提供黑色素的合成。如果在皮肤上大量涂抹这类半醌类物质过量，用药时间过长，就会使黑色素细胞遭到破坏。或者由于接触到醌类物质机体，清除自身细胞毒性物质的生化过程又存在先天性缺陷，体内这些毒性物质的毒性作用便大增，黑色素细胞便会遭到破坏。

在黑色素细胞受损过程中可能有免疫反应的参与，即破坏了的黑色素细胞又成为抗原，通过免疫机制形成抗黑色素细胞抗体，使黑色素细胞受到免疫反应的损伤，出现恶性循环，黑色素细胞受损愈来愈多，愈来愈严重，人体就会出现各种不良表现，而白癜风就是其中最普遍的一种表现形式。

四、细胞“吃”不饱，它就会闹“罢工”

也许你会问，为什么有的人会患上白癜风呢？为什么有的人皮肤白？有的人皮肤黑？其实这是一种叫黑色素的物质所决定的。我们在上一节已经提到了，黑色素是人体皮肤或者毛发中存在的一种黑褐色的色素，由一种特殊的细胞即黑色素细胞生成并且储存在其中。正是因为黑色素存在的量的不同，皮肤才有深浅不同的颜色，就像黑皮肤、黄皮肤、白皮肤等。黑色素细胞在生成黑色素过程中需要一种叫“多巴”的营养物质。这种叫“多巴”的物质是由人体中酪氨酸酶与酪氨酸等反应生成的，如果某种原因造成人体酪氨酸酶

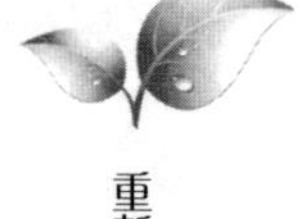

活性降低或减少，无法正常把酪氨酸等分解成黑色素细胞生成黑色素所能吸收的营养物质，黑色素就不会生成了，也就造成了色素脱失，从而形成了白癜风。因此，可以说，酪氨酸酶是抑制白癜风形成的关键性因素。

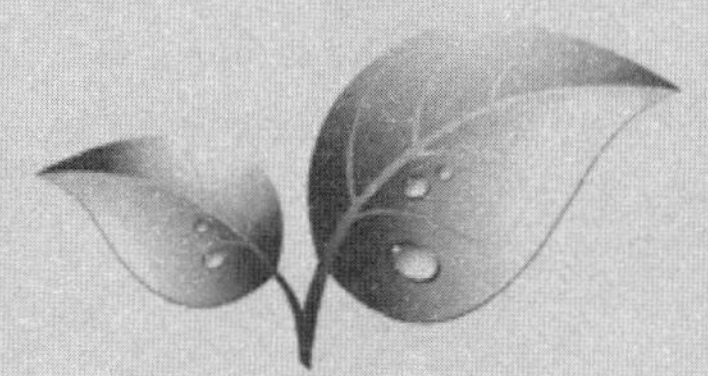

第二章
白癜风的病因

一、诱发白癜风的因素

白癜风除了受遗传因素影响外，还有很多其他因素会引发白癜风。总体来说，分为以下几个方面。

（一）免疫因素

随着免疫学的发展，免疫因素与白癜风的关系日益引起人们的重视。从临床表现及有关检测指标观察到白癜风与免疫因素的关系如下：

白癜风患者可伴发自身免疫性疾病，如系统性红斑狼疮、类风湿关节炎等。另外，自身免疫性疾病患者伴发白癜风的概率也较正常人高，且白癜风患者的同形反应率高。所谓的同形反应是指正常皮肤在受到非特异性损伤（如创伤、抓伤、手术切口、日晒、接种或有些皮肤病等）后，可诱发与已存在的某一皮肤病相同的皮肤变化（皮损），而使白斑病情加重。目前多数学者认为同形反应属于一种自身免疫现象。对边缘隆起的白癜风以及进展期白斑的边缘与晕痣做组织切片检查，可发现淋巴细胞或单核细胞浸润，或两种细胞同时可见，而这两种细胞与免疫功能都有关。有学者在白癜风患者的血液内发现抗黑色素细胞抗体，并有研究表明抗黑

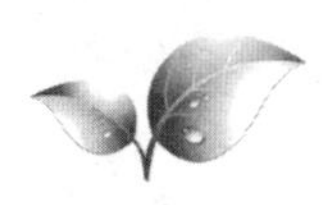

色素细胞抗体与病情活动和损害范围有关。糖皮质激素治疗白癜风多能取得疗效，而且在白斑好转、消失的同时，血液中异常的免疫指标也随之好转或恢复正常。

近年来，随着黑色素细胞新的生物学和免疫学功能的发现，人们开始关注白癜风的细胞免疫现象，即由体内T淋巴细胞发挥特异性免疫效应所致的黑色素细胞破坏或损伤。所以，当免疫力低下时，细菌病毒会侵入机体，导致各种疾病的发生，也会诱发白癜风。人体免疫应答反应是较复杂的生理病理过程。

（二）药物因素

临床表明，很多患者因使用药物而诱发白癜风，这类白斑又称为药物性白斑，也叫继发性白斑。导致这种白癜风的发生有很多原因。

（1）直接接触而诱发，如发生于眼周的白斑常由于使用滴眼药而引起。

（2）通过光敏感作用而诱发，如服用人造香料、口服降血糖药与降压利尿药，磺胺类、噻嗪类、氯噻嗪类、甲苯磺丁脲、格列本脲（优降糖）等。这些药物含有磺胺基成分，都具有光敏感作用。

（3）含巯基的药物如胱氨酸、半胱氨酸、二巯丙醇与青霉胺等，通过其与酪氨酸酶竞争铜离子使酪氨酸酶活性降低或失活，从而干扰了黑色素的正常代谢，阻止黑色素的形成而诱发白斑。

（4）久服或常用硫脲、硫脲嘧啶、甲状腺素、去甲肾上腺素等药物，也在一定程度上会影响黑色素的合成或代谢而诱发白癜风。

（三）精神性因素

皮肤是人类最重要的器官之一，也是人类内部心理活动的表达器官之一。通过大量临床病例发现，引发白癜风、导致白癜风病情加重的一个重要因素是精神因素。据估计，有60%的患者在起病或皮损发展阶段有精神创伤、思虑过度、焦虑悲哀、寝食不安、过度劳累、彻夜不眠等精神过度紧张的情况。人们的精神可能会因为多种原因而出现异常现象，突发车祸、经济纠纷、家庭纠纷、失恋、失业、亲人亡故、升学应考等，这些因素都会引发精神紧张。情绪反应表现为焦虑不安、惊恐、恼怒、忧愁、沮丧、悲哀、失眠梦多等。也有些人在患白癜风后忧心如焚，甚至产生自卑心理，对生活失去信心，这就导致了病情迅速发展，增加了治疗的困难程度，甚至会形成恶性循环，这就是所谓的“因病致郁”。

通常情况下，精神因素诱发白癜风有两种途径。

1. 酪氨酸的生化代谢途径

从组织发生学上说，色素细胞与神经细胞都为外胚叶的

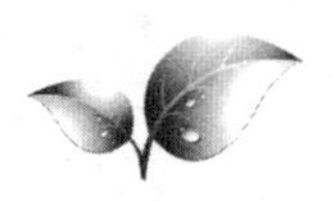

衍生物。色素细胞在酪氨酸的作用下合成黑色素，神经细胞在酪氨酸的作用下合成儿茶酚胺类。儿茶酚与多巴在结构上相似。当人们精神处于紧张状态时，交感神经兴奋，儿茶酚胺合成增多，对黑色素合成构成竞争性抑制。

2. 神经、内分泌和免疫通路

近代研究证明，心理应激能够影响中枢神经系统和免疫系统之间的相互作用，其是通过激素和神经肽来实现的。很多临床病例显示，白癜风患者往往伴有不同的内分泌紊乱和免疫功能失调，因此推测，精神因素诱发白癜风，极可能是通过神经—内分泌系统而引起免疫系统紊乱所致。

（四）饮食因素

1. 过量饮酒与过食海鲜

因过量饮酒或过量吃海鲜而引发的白癜风临床病例有很多，一般多是在过量饮酒或过食海鲜7天左右发病。在门诊，有些白癜风患者能明确指出自己初发病与饮酒、食海鲜有关，一些患者说自己每次饮酒或食海鲜后白斑就会扩大，部分患者会反映自己在饮酒后白斑部位有瘙痒的感觉。一些从事饮食服务行业的人、不能戒酒的人，很难控制白斑的扩展。究其原因，多是饮酒影响神经内分泌功能、损伤肝脏、影响蛋白质与锌的吸收合成造成的。吃海鲜也会引发变态反应，导致免疫失调，最后引发白癜风。也有人说食羊肉也会引发白癜风，不过这种情况在临床中很少见。

2. 过量摄入维生素C

维生素C是还原剂，参与酪氨酸代谢，能够抑制多巴的氧化，可使皮肤中形成的黑色素还原为无色物质和使黑色素转变为水溶性的胶样物质，导致黑色素形成变少。水果中如甜瓜、葡萄柚、木瓜、草莓、柑子、橘子以及西瓜、酸枣等含有十分丰富的维生素C。蔬菜类含维生素C较高的是芦笋、花椰菜、圆白菜、菜花、芥菜、辣椒、马铃薯、甘薯和西红柿等。通常来说，带酸味的水果或蔬菜中的维生素C含量普遍较高。专家要求白癜风患者不可摄入过多的维生素C，不过在对门诊病史搜集归纳中发现，很少有因过量摄入食物性维生素C而导致白癜风发病或白斑部位扩大的，更多的是因过量摄入药物性维生素C，如日常服食保健品维生素C片。

3. 摄入含酚类食物

一些蔬菜、水果或咖啡中含有大量的酚类，对黑色素细胞具有细胞毒性作用。

除此之外，我们还发现一些挑食、偏食、饮料摄入过多、肥胖儿等白癜风患者，病情比一般的白癜风患者较难控制。

（五）物理性诱发因素

1. 日光

日光中的紫外线能够激活黑色素细胞，表现为单位面积

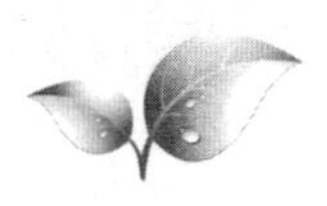

黑色素细胞增多，黑色素小体生成旺盛、移动加快，尤其以290纳米~380纳米的紫外线激活酪氨酸酶活性的能力最佳，能抑制存在于皮肤中的巯基，也能促进黑色素小体的生成，从而激活酪氨酸酶的活性。因此，紫外线是黑色素细胞制造的动力。

但是，日晒过度会使黑色素细胞功能亢进，促使其耗损而早期衰退。黑色素生成过多，导致中间产物蓄积，就会造成黑色素细胞的损伤或死亡。过度日光照射不仅直接使黑色素细胞受损，同时也会使表皮细胞受损，黑色素细胞与角朊细胞接触不良，黑色素小体无法通过表皮通畅排泄，就会致使黑色素小体阻滞，进而使得黑色素细胞功能衰退。受损的角朊细胞释放多种炎性因子，可直接损伤黑色素细胞，抑制黑色素的合成，而变性或死亡的黑色素细胞，作为抗原，进一步导致抗黑色素细胞抗体的产生，使得免疫功能紊乱，就会引发白癜风。这就是为什么有些人旅游、晒伤、日光浴后不久，就会患上白癜风，并且白斑常出现在暴露部位及肤色较深的部位。这也进一步说明，黑色素细胞功能活跃的部位或黑色素细胞加速合成黑色素时，容易使黑色素细胞自身破坏。

2. 机械性刺激

摩擦、压迫、搔抓也会引发白癜风，如戴眼镜的人常在鼻梁两侧和耳部出现白斑；乳罩、内裤、腰带过紧，会在乳房、腹股沟、腰部出现白斑；搓澡过度，在皮肤擦伤部位出现白斑；孩子因鞋不合适，在足背、内外踝处出现白斑；蚊虫叮咬或皮肤瘙痒反复搔抓后诱发局部白斑……因此，一定要特别注意避免机械性刺激。

3. 烧伤、冻伤、外伤、手术

烧伤、冻伤、外伤、手术等因素，不仅能使局部皮肤变白，也可引起远隔部位的白斑，这是由于黑色素细胞受损，诱发免疫功能紊乱所致。例如，做完手术后不久，患者常在皮肤切口部位出现白斑，这是由于机体应激性改变，也可因神经化学因素或免疫失调而导致散发型、泛发型白癜风。

（六）化学性诱发因素

很多化学物质也会诱发白癜风，比较常见的是酚类化合物，如焦儿茶酚、苯酚、对苯二酚、丁基酚、丁基酸、对叔丁酚等。这类物质对黑色素细胞有选择性破坏作用，能够引起色素脱失。

一般在橡胶、塑料和树脂制造业工作的人容易患上白癜风，通常表现在常接触的部位，因为橡胶等材料中，对叔丁酚是一种重要原料，经常戴橡胶手套者可引起手部白斑；橡胶月经带可引起女性外阴、会阴部白斑；避孕套可引起男女外生殖器白斑；戴眼镜者可引起鼻梁、颧骨和耳部白斑；儿童经常玩塑料玩具者可引起手部白斑，穿塑料鞋者可引起足背、足内外侧缘白斑；有些化妆品也含有酚类物质，长时

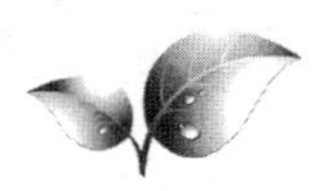

间使用可引起面部白斑；摄影师在接触了含有酚类物质的定影液后引起手部白斑；酚和儿茶酚在工业上曾用作杀菌清洁剂，与这类制品接触，手部也会有出现白斑的可能。本类物质不仅引起接触部位白斑，甚至会诱发全身其他部位也出现白斑，这是因为：

（1）有害物质损伤局部黑色素细胞后，能够通过神经免疫机制而扩散至其他部位。

（2）有些酚类物可通过呼吸道或皮肤进入体内。

此外，外涂过氧化氢、白降汞软膏，经常接触石油、漆、沥青，皮质激素局部封闭也可引起皮肤色素脱失。

（七）炎症性诱发因素

炎症包括局部炎症和全身性炎症，局部炎症分为感染性和非感染性两类。细菌、病毒、真菌以及变性、死亡的组织细胞等所形成的病理性渗出物，能够释放多种抗原物质，引发机体的免疫反应；局部炎症反应中释放的多种炎症介质、细胞因子，都会导致黑色素细胞受损；黑色素细胞诱导生成抗黑色素细胞抗体；某些炎症性皮肤病因基底细胞液化变性而致黑色素细胞脱失引起局部白斑，并进一步引起远隔部位的白斑。一些慢性炎症由于角朊细胞增生，表皮增厚，黑色素细胞与角朊细胞接触不良，影响黑色素小体的运输和降解，导致黑色素小体阻滞，继发黑色素细胞功能减退或死亡。

全身性炎症反应如感冒、发热、咽痛之后易诱发白癜风。而病毒感染性疾病，如水痘病不仅可在皮损处引起白斑，而且在皮损之间的正常皮肤上也会出现白斑。也有一些白癜风患者在患上水痘、感冒、咽痛等病后，原白斑扩大、增多。过敏性皮肤病如湿疹、荨麻疹导致机体免疫系统紊乱，也会伴发白癜风。

（八）季节因素

季节变换也和白癜风有一定的关系。根据临床数据显示，白癜风在春、夏、秋、冬四季均可发生，但以春末至夏季较为常见，不少白癜风患者春季或春末夏初发病或病情加重，主要是受紫外线影响：一方面，春季气候干燥，紫外线穿透性强，户外紫外线较强；另一方面，人体经过冬季，对紫外线的适应性偏低，所以春末夏初发生日光性皮肤病比例增多，白癜风发病率也会增高。

在初春发病者，也与春节期间饮食作息、情绪波动有关。不过，白癜风发病与不同季节的气温、气压、湿度等自然因素影响内环境，引起神经内分泌改变也有很大关系。也有些白癜风患者说其手部白斑在冬季减轻或消失，但到了夏天又会复发，其实，这种情况是因不同季节，白斑周围正常皮肤色素深浅变化而引起白斑与正常肤色的反差发生了改变，形成的视觉误差，并不是白癜风真的好了。

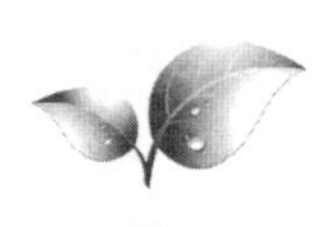

（九）年龄因素

白癜风和年龄也有很大的关系。青春期、月经初期、怀孕或产前后、老年、更年期发病或病情波动，与神经内分泌有关。通常情况下，中青年患者常合并有甲状腺、肝、胃、胰等消化器官疾病，这就给治疗白癜风增加了一定的难度。老年患者因为组织细胞生理性衰退，皮肤中多巴阳性黑色素细胞数目减少，治疗效果不佳。尤其是更年期女性患者，病情往往难以控制，治疗效果更差。但是，过了更年期的女性患者，对免疫调节剂、活血化瘀中药似较敏感，治疗效果反而很好。

（十）作息不规律因素

作息不规律也会导致白癜风的发病。有相当一部分白癜风患者是一些从事夜班或者倒班的人，经常熬夜。也有一些高级白领，常在夜间加班加点，甚至还有些是夜生活丰富的患者，这些都对白癜风的发病和病情波动以及治疗效果产生明显的影响。这是因为长期作息不规律，使得生物钟紊乱、神经内分泌失调所致。

（十一）其他因素

白癜风的发病原因有很多，所以白癜风的发病机制也会涉及方方面面，也有相当一部分患者查不出任何诱发因素，导致白癜风病情的严重。除了以上介绍的白癜风诱发因素外，白癜风的发生还与遗传因素、内分泌因素、表皮角质形成细胞功能异常因素、自由基因素、黑色素细胞因素、外伤因素等因素息息相关。

综上所述，白癜风发病因素较多，研究各种外环境因素，包括社会环境因素和自然环境因素，在白癜风病的发病学上有重要意义。患者在配合治疗过程中，也要结合实际环境尽可能分析自己的病情活动规律，找出与自己病情变化相关的环境诱发因素，是避免病情波动和疾病复发的一个不可忽视的重要环节，是提高治疗效果的最佳途径之一。

二、白癜风与血液

（一）白癜风的根源——血液

白癜风是一种常见的皮肤疾病，不仅会给患者带来困扰，还给患者的就业、婚姻、家庭等带来严重的影响。由于外观难看，很多患者的治疗仅停留在皮肤表面，其实这是对白癜风的一种认识和治疗误区。白癜风虽然是皮肤上长出的一块块白斑，但这其实是它的表面症状，真正的致病根源在身体内部，发病的源头在血液。人体黑色素细胞在合成黑色素的过程中需要一种叫“多巴”的营养物质。这种物质是由

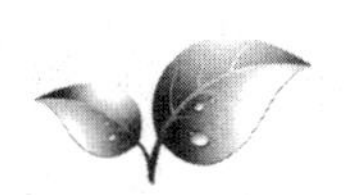

人体酪氨酸酶与酪氨酸等发生反应以后生成的。白癜风患者机体内环境失衡，酪氨酸酶代谢失调，血液中抗酪氨酸酶抗体增高，酪氨酸酶活性降低，导致黑色素的正常合成受到限制，致使皮肤出现白斑。而且白癜风患者普遍存在脏腑功能失调、免疫紊乱等情况，进一步加剧了酪氨酸酶活性的下降，可见白癜风是“病在肌肤、症在体表、根在脏腑、源自血液”。

（二）白癜风与血液的关系

白癜风的发病部位都存在着微循环障碍，使得营养成分不能够送到皮肤的各个部位，黑色素细胞不能够得到正常滋养而影响了其生长发育和新陈代谢，无法正常分泌黑色素，导致黑色素大量脱失，从而使局部皮肤脱色变白，出现白癜风病灶。对白癜风患者进行微量元素测定发现，绝大多数患者体内缺少部分微量元素，对白斑部位进行微循环测定也会发现，相同面积的皮肤上，白斑部位的毛细血管数目远较正常皮肤部位要少。这也从侧面证明了白癜风和血液之间存在着某种必然的联系。

（三）治疗白癜风首先要检查血液

在治疗白癜风时，血液检查是必不可少的步骤，白癜风患者一定不能忽视血液检查。通常白癜风患者血液黏滞度的增高不利于血液流动，故易发生微循环障碍。治疗白癜风时验血是为了能从患者的血液中发现异常，查明原因，提高治愈率，有利于白癜风患者的康复。通过临床病例，发现很多白癜风患者伴有贫血、白细胞及血小板减少的情况，而且不少患者血液中能检出各种自身抗体。因此，白癜风治疗前对血液进行检测具有重要意义，根据检查结果明确白癜风患者酪氨酸酶活性程度，然后据此对白癜风进行科学的分类、分型、分期，以便制订更适合、更具针对性、更有效的康复方案。

三、控制黑色素细胞“饮食”的酪氨酸酶

（一）什么是酪氨酸酶

酪氨酸酶是一种含铜氧化酶，来源于胚胎神经嵴细胞，是黑色素代谢和儿茶酚胺的关键酶，也是目前唯一明确的黑色素代谢酶。酪氨酸酶突变可中断铜结合使其催化活性丧失。经过实验室研究发现，白癜风患者血清中有酪氨酸酶抗体，且与白癜风临床类型和分期密切相关，提示自身免疫性白癜风发病机制与酪氨酸酶抗体水平有关，为其免疫治疗提供了依据。酪氨酸酶抗体可以作为白癜风活动性的一个

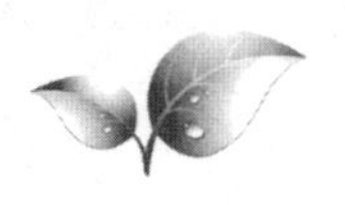

指标。

（二）酪氨酸酶与白癜风的关系

大家都知道，白癜风是一种因黑色素脱失形成的皮肤白斑。通俗来讲，酪氨酸等物质是黑色素细胞的直接原料，是黑色素形成中的必需元素。酪氨酸酶是黑色素合成的关键酶，它的作用类似于一座黑色素加工厂，主要的功能就是把酪氨酸等原料转化成黑色素细胞生成黑色素所需要的营养，使黑色素细胞充满活力。如果这个加工厂出了问题（酪氨酸酶活性降低或消失），产能下降了，甚至停产了，那么酪氨酸等就无法转化黑色素细胞所需要的营养，人体黑色素细胞营养供应不足，皮肤中的黑色素细胞凋亡或减少，白癜风就出现了。

（三）酪氨酸酶与黑色素的关系

酪氨酸酶有4个基因，构成酪氨酸酶基因家族，它们都定位于黑色素小体膜上同一多酶复合体中，彼此相互作用，共同调控黑色素细胞合成黑色素的质和量，这些分子是色素障碍性皮肤病（白癜风）的病因与发病机制。酪氨酸是黑色素的直接原料，是黑色素形成中的必要元素，而酪氨酸酶是合成黑色素化学反应重要的氧化酶，因此当酪氨酸酶缺失，酪氨酸酶功能障碍就是引发白癜风的原因。酪氨酸在酪氨酸酶催化作用下，氧化成多巴，进一步氧化成多巴胺，经过复杂的演变过程，最终形成由蛋白质、吲哚、醌等所构成的结构紧密的高分子聚合物即黑色素。如果某种原因致使酪氨酸酶活性降低，也就导致黑色素细胞合成障碍，影响了黑色素的合成代谢，从而导致白癜风。

四、遗传因素

白癜风的发生因素有很多，前面已经提到白癜风的发病与遗传、自身免疫、精神创伤及日光中的紫外线等多种因素有关。遗传因素在白癜风发病中多见，也是患者比较关注的因素。

（一）白癜风遗传的家系研究

白癜风有高度家族聚集现象。有资料显示，国外白癜风患者亲属中的患病率为18%～40%，而国内则为3%～17.23%。白癜风从亲代传递至子代的频率为3%～7%。据调查，1993年美国的白人孩子的家庭，每个家庭通过先证者而确立，先证者的一级亲属中有一个或一个以上患者的占20%，先证者的子女比其他一级亲属患病的危险性高1. 7倍，患病的相对危险度对父母来说是7，同胞姊妹是12，子女是36；二级亲

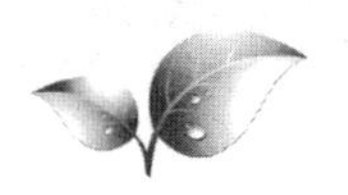

属的相对危险度在1～16，对所有一级、二级亲属，平均相对危险度在5%。这说明后代发病危险度最高，其次为同胞、父母、祖父母、血缘关系愈近的发病的危险度愈高。在我国，一些学者也对150例白癜风患者的家系进行了调查，结果显示，白癜风患者家族史阳性率为26%，其中一级亲属与二级亲属共患率无显著性差异，但三级低于一级和二级。父母及子女其患率较同胞低，父亲向子女遗传的频率低于母亲。

（二）白癜风免疫遗传研究

研究表明，白癜风与HLA（人类白细胞抗原）有很大的关系，HLA亚型与白癜风不同的发病年龄相关，儿童患者与HLA-Bps、C4A3、CABl、DR5、DQW3相关，成年患者与HLA-Bfs、C4A3、C481、DR7、DQw2相关，而且具有家族史阳性的白癜风与HLA-B46相关。家族史阴性的白癜风与HLA-A3、CW4相关，所以说白癜风的遗传背景不同和HLA的关联是有一定差异的。根据国外研究资料显示，以PCR扩增基因组DNA后斑点杂交研究荷兰人群中HLAII类基因与白癜风的关联，发现DRB4*0101等位基因与白癜风之间的相对危险度为2.21，家族配对的相关研究也发现，DQBl*0303与白癜风之间有关联。DRB4*0101和DQB*0303等位基因均为白癜风的危险基因。由于人体免疫耐受的原因，患白癜风的母亲所生的孩子得白癜风的概率并不很大（虽然被遗传但不发病），但这孩子将来所生的孩子如果万一发生白癜风（也就是隔代表达）的话，也将是恶性白癜风。所以自己的疾病要尽早治愈，要不然可能会遗传给下一代。专家经过多年的临床经验证实，白癜风的遗传概率为5%~30%。遗传也是白癜风诱发的一个重要因素，白癜风与遗传有一定的相关性，但遗传因素只占发病因素的很小一部分。环境因素（如生活方式、工作环境、饮食习惯、精神状态及空气、水源等）也起着重要作用。一般遗传因素与环境因素都具备才会发病。即使存在遗传因素，其传给下一代的概率远不像其他遗传病那样多，上下代直系亲属均发病者更为少见。因此，白癜风患者是可以婚育的，但需要注意的是白癜风患者在寻找配偶时，不应该找同患此病的人做配偶，以免遗传因素增大。

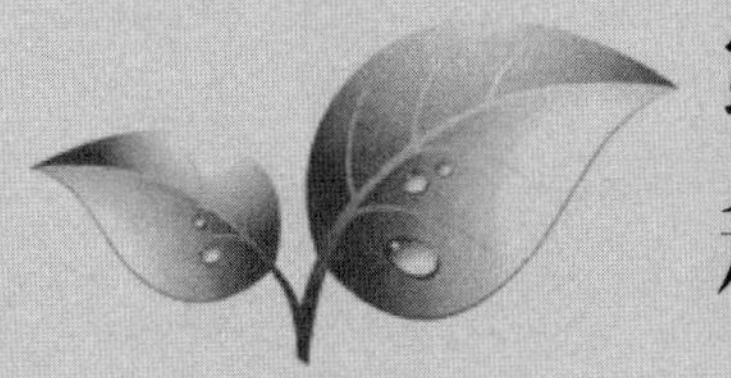

第三章

科学诊断白癜风

一、白癜风的临床表现

二、白癜风的临床诊断

三、白癜风的临床分类

四、白癜风的相关检查

一、白癜风的临床表现

我们认为一般情况下，白癜风有以下3种临床表现。

（一）白斑的出现是白癜风最主要的外在表现

1. 白斑发生的部位

白斑可发生在身体的任何部位，但好发于头面部、颈部、手背、四肢等暴露部位，以及易受压迫与摩擦的部位，如束腰带处及四肢关节等处。病损多对称分布，白斑还常按神经节段（或皮节）分布而呈带状排列。多单侧发病，除皮肤损害外，口唇、阴唇、龟头及包皮内侧黏膜也常受累，有的白斑甚至泛发全身。

2. 白斑的大小

白斑大小不一，初发病时多呈粟粒至手掌大小不等。白斑可单独存在呈点状、片状，也可相互融合呈大片状，甚至泛发全身。

3. 白斑的形态

白斑可呈圆形、椭圆形或形态不规则。

4. 白斑表面情况

白斑表面光滑无皮疹，境界清楚，边缘色素较正常皮肤

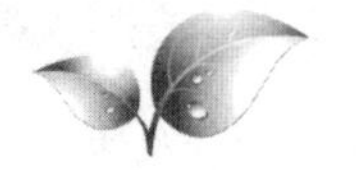

增加。白斑内毛发正常或变白。

5. 白斑的颜色

根据病情发展状况不同，白斑的颜色可为淡白色、乳白色、云白色、瓷白色等。

（二）白癜风的内在症状是黑色素细胞受损

根据临床数据统计发现，白癜风的内在症状主要是患者体内黑色素细胞受损，黑色素合成减少。我们都知道，人类皮肤有黑、白、黄、棕等不一样的肤色。为什么皮肤会有颜色呢？这是因为人体皮肤中存在黑色素。不同肤色就是因为黑色素的含量不一样所引起的。而白癜风患者就是因为表皮中黑色素细胞受损，不能正常合成黑色素，因此皮肤上出现白斑。

（三）其他表现

白癜风多无自觉症状，少数患者在发病前或同时有患处局部的瘙痒感。白癜风常伴其他自身免疫性疾病，如糖尿病、甲状腺疾病、肾上腺功能不全、恶性贫血、风湿性关节炎、硬皮病、异位性皮炎、斑秃等。

另外，部分患者会出现同形反应，即皮肤受到外伤或有炎症后局部出现白斑或白斑扩大的一种现象。由同形反应诱发的白斑大多数局限在炎症或外伤部位，逐渐向四周扩大，也可在远隔部位的正常皮肤上发生。白癜风的同形反应多发生于疾病的进展期，其发生的时间可长可短，短者可发生在损伤后10~20天，长者可达数月或数年。

二、白癜风的临床诊断

白癜风属于一种较为常见的皮肤病，目前通过科学有效的方法，是可以治好的。但是生活中有很多患者花费了不少时间与精力，却一直没有获得一个较为满意的治疗效果，这其中一个很重要的原因就在于缺乏科学规范的治疗，尤其是忽视了治疗前的检测与诊断。那么在治疗时就会显得比较盲目，不但得不到针对性、有效的治疗。还容易导致误诊治疗，使自己长期陷入疾病的阴影之中。

治疗白癜风一个重要原则是早发现、早治疗，患者自身应对白癜风的症状、病情等有所了解，在不能自行判断时，就应去医院让专业的白癜风医师进行诊断。

（一）白癜风疾病活动度评分（VIDA）积分及临床表现

总分>1分即为进展期，≥4分为快速进展期；

近6周内出现新皮损或原皮损扩大（+4分）；

近3个月出现新皮损或原皮损扩大（+3分）；

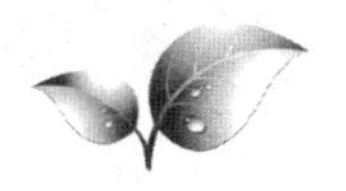

近6个月出现新皮损或原皮损扩大（+2分）；

近1年出现新皮损或原皮损扩大（+1分）；

至少稳定1年（0分）；

至少稳定1年且有自发色素再生（–1分）。

（二）白斑分级（手掌面积约为体表面积1%）：

1级为轻度，<1%；

2级为中度，1%～5%；

3级为中重度，6%～50%；

4级为重度，>50%。

（三）白斑形状

白斑形状大体可分两种，一是类圆形，包括圆形、椭圆形、类似圆形等；二是不整形，如地图形、白云状。有的白斑上界为双髂前上棘连线，两侧边界为腹股沟，使白斑呈倒三角形。有的白斑在一侧胸或一侧腹，其中间边界恰是人体正中线。有的白斑恰在两侧乳房，似如两只白碗扣在两侧乳房上。

（四）白斑数量

可多可少，有的全身只有一块孤立白斑，有的全身有数块或数十块。白斑面积可大可小，小至黄豆，大至整个胸腹或臀部，有甚者白斑占据全身大部分皮肤。

（五）白斑色度

白斑虽均为白色，但白的程度、性质却不尽相同，根据我们的临床观察，初步将白斑颜色分为四度，或称为白斑的色度。

1. Ⅰ度

白斑为浅白色或淡白色，边缘多不清楚，界限模糊，如云雾状；表皮纹理能正常显现，毛囊口多为正常，无闭塞现象。Ⅰ度浅白斑多属于发展期，一旦发展，其速度相当快，故急需控制。一般幼儿型浅白斑，其色度和形状可多年不变，只随年龄增加，身体的生长白斑才逐年扩大。

2. Ⅱ度

白斑为乳白色，边缘可以清楚，也可模糊。少数患者或同一患者个别白斑表皮纹理虽隐约可见，但已不清楚，总体分析多数尚清楚可见，毛囊口在极少数患者白斑或部分白斑区已闭塞。

3. Ⅲ度

白斑为云白色，边缘基本清楚，表皮纹理多数模糊不清，毛囊口基本闭塞。

4. Ⅳ度

白斑为瓷白色，呈白色陶瓷的颜色，有瓷器的光泽，可反光。表皮纹理、毛囊口基本消失，局部血液循环严重障碍，白斑多僵硬或变厚。病程多较长，治疗起来有一定的难度。

此外， 白癜风毛发变白有着特殊的意义，因为白癜风复

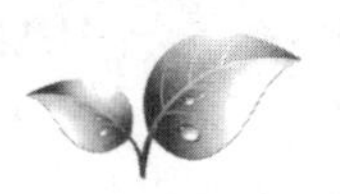

色的主要来源是毛囊外根鞘黑色素细胞，毛发变白意味着毛囊黑色素细胞储库的破坏。

白斑周边有的可见色素沉着，形成较清楚的褐色的色素带，使白斑的边界更显清晰，虽然白斑周边色素沉着有深浅不同，但此点可称为白癜风白斑的一个特征。有的病人在日光照射后或经光化学治疗（如补骨脂素—长波紫外线照射）后，白斑周边色素带更加明显，颜色更重。

三、白癜风的临床分类

我们知道，日常生活当中有很多因素会诱发白癜风的发生，从而形成不同类型的白癜风。一般说来，不同类型的白癜风，医治方式、治疗难易程度都不相同，那么白癜风有哪些分类呢？根据临床医学研究，近年来对此病的分型一般分为“四型”“二类”和“二期”：“四型”分别为节段型、非节段型、混合型及未定类型白癜风；“二类”为完全性白斑和不完全性白斑；“二期”为进展期和稳定期。

（一）“四型”

1. 节段型白癜风

此型为沿某一皮神经节段分布（完全或部分匹配皮肤节

段），单侧、不对称的白癜风。少数可双侧多节段分布。

2. 非节段型（寻常型）白癜风

此型包括散发型、泛发型、面肢端型和黏膜型。

（1）散发型指白斑≥2片，面积为1～3级。

（2）泛发型为白斑面积4级（>50%）。

（3）面肢端型白斑主要局限于头面、手足，尤其好发于指趾远端及面部口腔周围，可发展为散发型、泛发型。

（4）黏膜型指白斑分布于2个及以上黏膜部位，可发展为散发型、泛发型。

3. 混合型白癜风

节段型和非节段型并存。

4. 未定类型白癜风

此型是指非节段型分布的单片皮损，面积为1级。

另外还有晕痣型，又称离心型白斑，有学者认为是白癜风的一种类型，好发于躯干部，特别是背部，偶尔见于头面部。

（二）"二类"

1. 完全性白斑

白斑为纯白色或瓷白色，白斑中没有色素再生现象，白斑组织内黑色素细胞消失，对二羟苯丙氨酸（DOPA）（多巴）反应阴性。

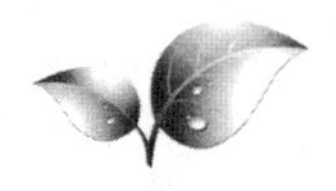

2. 不完全性白斑

白斑脱色不完全，白斑中可见色素点，白斑组织内黑色素细胞数目减少，对二羟苯丙氨酸（多巴）反应阳性。

（三）“二期”

1. 进展期

进展期白斑增多，原有白斑逐渐向正常皮肤移行，境界模糊不清。

在临床大量实践中观察到通过白斑本身的一些表现，可以判断白癜风的活动期，以下简单介绍：

（1）扩散晕环（或称漫润环）

在白癜风病灶周边，有一色素脱失环，其颜色较白斑略深，较正常肤色浅淡，此扩散环边缘可清楚，也可模糊不清，可是完整的环形，也可在白斑周边某一部分出现此种色素脱失带。此扩散晕介于白斑与正常皮肤之间，逐渐过渡，此晕环或扩散带可宽可窄。此环可较迅速地进一步脱色，完全融合在白斑之内，使白斑逐渐扩大。此后在扩大了的白斑周边再继续出现扩散晕环，周而复始使白斑不断扩大。扩散环是白癜风活动期较常见的标志。

（2）白斑边缘模糊不清

白斑边缘模糊不清，白斑色浅淡，患者很可能是处于活动期，原有白斑可较迅速扩散，也可有新的白斑出现。

（3）同形反应

皮肤损伤1年内局部出现白斑。损伤包括物理性（创伤、切割伤、抓伤）、机械性摩擦、化学性或热灼伤、过敏性（接触性皮炎）或刺激性反应（接种疫苗、纹身等）、慢性压力、炎症性皮肤病、治疗性（放射治疗、光疗）损伤。白斑发生于持续的压力或摩擦部位，或者是衣物、饰品的慢性摩擦部位，形状特殊， 近期出现同形反应，应视为活动期。此期原有的白斑可扩大，或其他部位有新的白斑出现。

（4）浅白斑

浅白斑也是活动期的标志之一。浅白斑边界模糊不清，数片浅白斑相互交错融合，形如风卷残云，白斑可不断扩大发展。

2. 稳定期

白斑停止发展，边界清楚，边缘色素加深。

（四）白癜风伴发疾病

白癜风可伴发的疾病有甲状腺疾病、肝病、结缔组织病、银屑病、斑秃及糖尿病、荨麻疹和湿疹性皮炎、黑色素瘤、皮肤鳞癌。国外文献还曾报道白癜风伴有恶性贫血及皮肤黏膜念珠菌病等。

白癜风伴发疾病的发生机制可能有3种情况。

（1）与白癜风有共同的、主要的和免疫相关的发病基础。

（2）继发疾病可能与白癜风的治疗用药有一定关联。

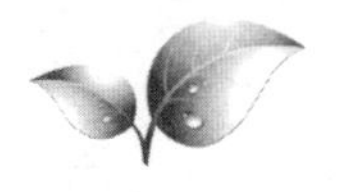

（3）伴发或继发的疾病为独立的，其发生与白癜风无关。

（五）白癜风鉴别诊断

1. 花斑癣

花斑癣也可有色素减退斑，皮肤损害以淡白色为主，呈圆形或卵圆形斑，边缘比较模糊，表面往往有许多微细的鳞屑，有折光性，可直接通过镜检找到真菌。而且白癜风患者的皮损表现光滑无鳞屑，边缘色素沿着，除色素脱失外无任何的萎缩或是脱屑等变化。

2. 无色素性痣

出生即有或生后不久发生，持续终生不变，白斑边缘无色素加深，不如白癜风那样明显。

3. 贫血痣

表现为浅色斑，该处血管功能异常，血管处于收缩状态。以手摩擦局部，则周围皮肤发红，而浅色斑不红。浅色斑终生不消退。

4. 老年性白斑

皮肤往往出现老年性黑子、毛发可变灰白，此时在胸背、四肢等处可出现米粒到绿豆大小的圆形白点，稍凹陷，日光可能是一重要发病因素。

5. 炎性皮肤病

这是由于受损的表皮细胞接受由黑色素细胞树枝状突转移来的黑色素颗粒的能力受损。如：银屑病的色素减退。

6. 斑驳病，特发性点状白斑等

（六）白癜风中医分型

中医认为，白癜风的发病是由于七情内伤、肝气郁结、气血不畅、复感风寒、风邪搏于肌肤，致气血失和而发病。根据中医辨证，将白癜风分为4型：肝肾不足型、肺脾气虚型、肝胆湿热型和气滞血瘀型。

中医与西医分型之间的关系：寻常型白癜风以肝肾不足，肺脾气虚为主，少数患者伴有气滞血瘀。主要症状有腰酸膝软，形寒肢冷，乏力多汗，失眠多梦，纳少便溏，脉细弱，舌质红，苔少，苔滑边有齿痕。在寻常型及节段型中外周血CD3，CD4的细胞数，CD4/CD8比值明显低于稳定期，抗酪氨酸酶抗体与白癜风的发病成正比，活动期高于稳定期。sIL-2R明显高于节段型，进行期高于稳定期。节段型以肝气郁结，经络瘀阻为主，少数伴有肝肾不足、气滞血瘀。主要表现为心烦易怒，口苦口干，脉弦，舌质暗红。

四、白癜风的相关检查

都说白癜风的诊断比较容易，但是白癜风症状与其他疾病有相似之处，很多情况，白癜风患者并不知道自己该如何

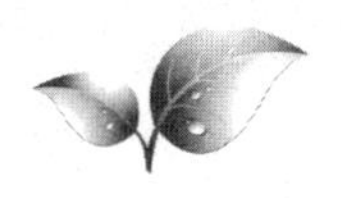

检查，盲目进行治疗，结果导致病情不但不见好转，反而变得越来越严重。因此，治疗白癜风前需要做一些检查，这样才能对症下药，找准病因。

那么，白癜风治疗需做哪些检查呢？下面我们一起来仔细了解一下。

（一）三维皮肤CT检查

利用光学聚焦原理，采用计算机三维立体断层成像技术，从而实现直观、实时、动态观测患者白癜风发生、发展、疗效与皮损变化的情况，针对患者白斑病进行精准定位，快速扫描出其皮下黑色素细胞是否存活以及存活数量，为治疗各种类型尤其是久治不愈的顽固型白癜风患者提供更加科学、可靠的检查依据。与传统病理活检相比，该检查具有无创无痛、患者舒适度高以及检查迅速等优点。

（二）Wood灯检查

Wood灯是一种新的鉴别白癜风的标准仪器，可以准确检测出黑色素脱失多少，辨别是完全性白癜风还是不完全性白癜风。临床上肉眼有时难以发现正常皮肤特别是白皙皮肤上的浅色斑或某些隐匿性白斑，而Wood灯下白癜风的皮损为纯白色，患处皮肤与周围正常皮肤对比鲜明、界限清楚，而真皮色素的变化在Wood灯下则不明显。

（三）酪氨酸酶定量检测

人体中的酪氨酸酶与白癜风的形成有着至关重要的关系。我们都知道，白癜风最直接的原因是黑色素的缺失，而酪氨酸酶是合成黑色素化学反应重要的氧化酶，酪氨酸酶抗体可以作为白癜风活动性的一个指标。通过定量检测体系对酪氨酸酶进行检测，可精确检测出白癜风患者的真正致病原因。

（四）微量元素检测

研究表明，白癜风的发病与铜、锌等微量元素关系密切。临床大多数白癜风患者的血液和皮肤中铜或铜蓝蛋白低于健康标准。另外，经研究证实，酪氨酸酶是以铜离子作为辅基的，其活性与铜离子密切相关。因而，在对白癜风患者进行检查时微量元素检测是一项必不可少的程序。

（五）抗黑色素细胞抗体检测

检测患者血清中抗黑色素细胞lgG抗体，并分析其与疾病活动性及发病类型的关系。进展期白癜风患者抗黑色素细胞抗体水平明显高于稳定期及正常人，进展期寻常型白癜风中泛发性患者抗体滴度明显高于局限性者，差异均有统计学意义。白癜风患者血清中抗黑色素细胞lgG抗体与疾病的活动性及发病类型有一定的关系，说明白癜风与自身免疫有关。血清中黑色素细胞抗体会损伤正常功能的黑色素细胞，被损伤的黑

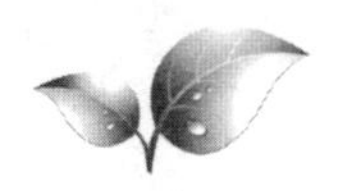

色素细胞可再释放抗原，刺激机体产生更多的抗黑色素细胞抗体并如此恶性循环下去，导致受损黑色素细胞越来越多。

（六）微循环障碍检测

通过荧光显微技术，检查身体外围的微循环，包括对身体常发白斑部位，如甲襞、球结膜、舌尖、唇、牙龈等处的异常检查，常见的是手指甲襞微循环检查和球结膜微循环检查。此项检查不仅能检查出患者的发病原因，还能检查到患者是否患有其他的一些健康疾病，为白癜风患者做出精确的诊疗方案。

另外，还有免疫系统异常检查、血常规检查及肝功能检查。

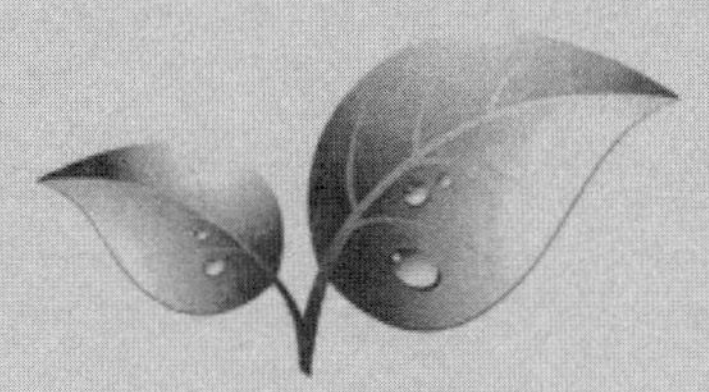

第四章

白癜风的中医治疗

一、外治

二、针灸

三、拔罐

四、中成药

一、外治

中医对白癜风的认识有悠久的历史，对其病机、症状、治疗等诸方面都有深刻的认识和记载。中医学多认为，由于情志内伤、肝气郁结、气机不畅、复感风邪、搏结于肌肤，导致局部气血失和、瘀血阻隔，从而引发白癜风。在临床上，中医疗法治疗白癜风取得了很好的效果。千百年来，中医博大精深，流传至今，是我国宝贵的文化遗产，传统中药在白癜风的治疗方面具有独特疗效，能达到标本兼治的目的，越来越受到国内外学者的重视。

白癜风的病变部位是在皮肤表面，散在分布，单个面积大小不一，内服药物难以到达病变部位，所需疗程较长，而外治法具有直达病所、简便易行、疗效稳定等特点。尤其是随着社会的发展，现代医学对中药治疗白癜风作用机制的研究更加深入，白癜风的中药外治也有了较大发展。白癜风的中药外用主要以祛风燥湿、滋补肝肾、活血化瘀为原则。活血祛风及滋补肝肾的中药有激活酪氨酸酶活性的作用，对治疗白癜风有明显的效果。在临床上，中医外治白癜风主要应用的制剂为酊剂、浸剂、散剂、膏剂等。

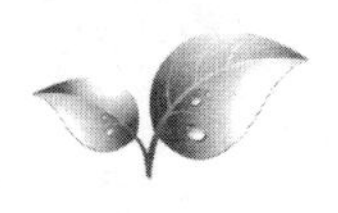

（一）外用药特点

中医药外治白癜风效果显著，其特点如下：

（1）中医外用方多以驱邪为主，辅以扶正，标本兼顾。外用药多以辛、温为主，甘、苦、平为辅，归经以肝肾为主，辅以心脾。辛温有发散、行气、活血的作用；苦有泻热、燥湿、坚阴的作用；甘有补虚、和平、缓急、调和药性的作用。这也说明了外用方体现了中医的整体观念。

（2）中医外用药多使用酊剂，有的在涂药之前还用茄蒂、生姜汁等外擦白斑处或用生姜蘸药外擦患处。茄蒂、生姜汁等多具有杀菌和抑菌作用，还能刺激皮肤充血。以乙醇浸泡药物，可以增效，利于药物吸收。从中医角度来说，酒制则升，具向上、向外的作用，有利于祛除风寒湿邪。不过，酊剂有一定的刺激性，对乙醇过敏的患者要慎用。

（3）1994年以前及民间验方大多注重以毒疗疾的原则，使用剧毒药治疗，取得不错的效果。不过，近些年来，用药安全问题频出，很少有报道这些药的文献出现了。

（4）中药治疗疾病讲究配伍，因此治疗白癜风的中药也有一定的配伍规律，如补骨脂和菟丝子、 当归和红花、黄芪和当归、当归和何首乌等都是临床常用的对药，对药的使用可以达到增强治疗效果的作用。现代医学对中药作用机制的研究也取得了一定的成果，主要集中在研究药物的光敏性作用和对酪氨酸酶的影响，而有些药物对酪氨酸酶的影响也存在着差异。

（二）作用机制

根据现代药理研究，有些中药如补骨脂、白芷、白蒺藜、何首乌、黑芝麻、菟丝子、防风等有光敏性作用，可以通过以下集中机制发生作用。

（1）增强皮肤对紫外线的敏感性，使表皮黑色素细胞的密度增大，从而破坏皮肤中的巯基化合物，解除其对酪氨酸的抑制，增加酪氨酸酶的活性，从而加速黑色素的合成和运转。

（2）刺激角质形成细胞释放炎症介质，作用于促黑色素细胞生长因子，使表皮或毛囊中剩余的黑色素细胞增殖。

（3）消除黑色素细胞膜上的白癜风相关黑色素细胞抗体的表达，消除或减少表皮的朗格汉斯细胞，阻断对黑色素细胞的细胞毒性反应。实验研究也证明补骨脂、白蒺藜、蛇床子、黑芝麻、菟丝子、何首乌、当归、丹参、紫草、乌梅、川芎等具有激活上调酪氨酸酶活性，促进黑色素细胞合成黑色素的作用。

（三）治疗白癜风的中药

近年来，国内外的医药学者致力研究白癜风疾病，试图寻找治疗白癜风的单味中药及有效单体，取得了可喜的成绩。他们运用从补骨脂提取物、白芷提取总香豆素等，用于

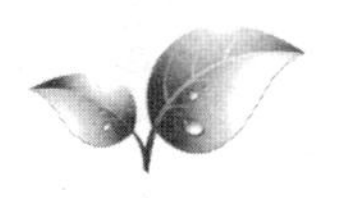

治疗白癜风，获得了很好的治疗效果，并制成了各种方便有效的中成药。有些学者采用促光敏中药以增强皮肤对紫外线的敏感性，并配合日晒或紫外线照射，在治疗白癜风方面也取得了较好的疗效。以研究中药有效单体为主，20世纪40年代末，人们从大阿美果实中分离出具有光敏活性有效成分：8-甲氧基补骨脂素（8-MOP）、8-异戊烯氧基补骨脂素、5-甲氧基补骨脂素，其中，8-MOP具有强烈的促进黑色素细胞形成的作用，成为目前治疗白癜风的常用药物。

1. 补骨脂

补骨脂是豆科植物补骨脂的果实，属于一年生草本植物，树枝坚硬，有纵棱，是一种中药材，含有补骨脂素和异构补骨脂素。补骨脂治疗白癜风主要是利用补骨脂素的光敏性，补骨脂素对紫外线敏感，受到照射后，抑制表皮中的巯基，增加酪氨酸酶活性，可以刺激皮肤内黑色素细胞产生黑色素。补骨脂素能够消除黑色素细胞上白癜风相关抗体的表达，阻断对黑色素细胞的破坏，若与长波紫外线合作，可大大增加疗效。目前，很多医药行业已经把补骨脂提取物制成不同剂型对白癜风患者进行治疗，疗效显著。

2. 白芷

白芷，属于多年生草本，生长在山地林缘地区，分布在黑龙江、吉林、辽宁等地。白芷总香豆素是从中药杭白芷中提取的，含有欧前胡素、异欧前胡素及氧化前胡素等线型呋喃香豆素类成分。人们将其成分提取制成酊剂或膏剂，患者在遵医嘱的情况下可使用。

除补骨脂、白芷外，独活、无花果叶也含有呋喃香豆素类物质，虎杖、茜草根、决明子、沙参、麦冬等中药也具有强烈的光敏作用。

3. 角果毛茛

角果毛茛是毛茛科角果毛茛属的一年生草本植物，产于新疆北部，全草有毒，可作外用。本品可能含有光敏物质，能增强紫外线作用，促进黑色素细胞正常合成黑色素；同时炎症反应破坏皮肤中的巯基化合物，激活酪氨酸酶的活性，催化黑色素合成。临床观察角果毛茛对各型白癜风治疗均有一定效果。

4. 无花果叶

无花果叶是桑科植物无花果的叶，用无花果叶治疗完全型白癜风，效果颇佳。

临床上将无花果叶提取液制成灭菌水溶液，可用其提取液肌内注射治疗白癜风。剂量可根据患者自身情况由主治医生确定。

5. 麝香和麝香酮

麝香是中国特产的一种名贵药材，主产于西藏自治区的喜马拉雅山、大雪山脉、沙鲁里山脉、宁静山脉、雀儿山脉等地。麝香具有开窍、辟秽、活血、散结、通络及散瘀作用。通过测定发现，白癜风患者血液流变学指标、红细胞比容、全血黏度及全血还原黏度的测定结果均极明显地高于正

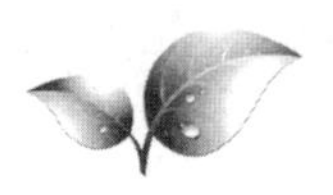

常人，这表明白癜风患者血液黏稠度高于正常人的标准。血液黏稠度高，对血液循环不利，很容易形成中医所说的血瘀证。而麝香的主要成分是麝香酮，有扩张局部血管的作用。

6. 沙苑子

沙苑子为豆科一年生草本植物扁茎黄芪的成熟种子，内含脂肪油、鞣质、维生素A等物质，有收缩子宫和抗利尿的作用，生长于海拔1000米~1700米的路边、沟岸、草坡及干草场。单味沙苑子生用治疗白癜风的验方，临床未见相关治疗评价。以民间验方为基础，将生用沙苑子改为炒熟酒淬，也有较好的治疗白癜风效果。

7. 鲜白头翁叶

白头翁为毛莨科植物，为多年生草本植物，常以根部入药，具有清热解毒、凉血治痢的功效。有人以鲜白头翁叶外贴治疗白癜风，取得了一定的功效。

二、针灸

针灸治疗白癜风，其实已经有很长的历史，在很多的古代医书上都有一定的记载，如孙思邈著《备急千金要方》和《千金翼方》中就有关于针灸治疗白癜风的文字记载。

近代针灸治疗白癜风的文献是从20世纪80年代才开始陆

续出现。不仅国内有多篇临床文章发表，国外的医生也有用针灸之法治愈白癜风患者的案例出现。

针灸疗法是由“针”和“灸”两种治疗方法组成，它是通过针刺与艾灸调整经络脏腑气血的功能，从而达到防治疾病目的的一种治疗方法。由于针和灸常常配合使用，所以常相提并论合称为“针灸”。

目前，用针灸治疗白癜风的穴位刺激法，应用颇为广泛，包括艾灸、皮肤针叩刺、耳针及耳穴压丸、穴位埋线、针灸加电磁波治疗等。针对白癜风早期、病损比较局限的情况而言疗效较好，而针灸对大面积或全身性泛发的白癜风的效果评价，特别是远期疗效，还有待观察。至于针灸治疗白癜风的机制，更有必要加以探索。

中医认为白癜风的发病、病情进退、证候表现等虽然错综复杂，但究其因，总不外乎脏腑功能的失调。

针灸治疗白癜风是根据中医的脏腑经络学说，运用“四诊”“八纲”的辨证方法，将临床上各种不同的证候加以归纳综合、分析，以明确疾病的病因、病位是在脏、在腑、在表还是在里，白癜风证候的属性是寒、是热、属虚还是属实。在此基础上行选穴、配穴，并或针或灸，或补或泻，以通其经络，调其气血，阴阳归于平衡，脏腑功能趋于和调，以此达到治疗白癜风的目的。

针灸防治白癜风的原理大致可归纳为以下几点。

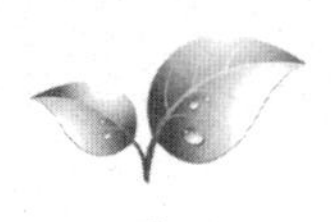

（一）调整作用

针灸的调整作用包括对血管的调节和对器官、组织细胞的调整。一般来说，多种内外因素的刺激能够引发白癜风，导致白癜风患者发生血液成分改变、循环障碍、血液流变异常等。这些异常现象可以通过针灸治疗得到调整，使之趋于生理平衡，逐渐恢复正常。至于对器官组织细胞的调整，在一些发病因素多变的疾病，例如白癜风、银屑病的防治方面，表现得更为重要，这种作用就更为显著。针灸疗法对于一些兴奋的、痉挛的器官、组织、细胞具有抑制作用，对于一些虚弱的、抑制的、迟缓的器官、组织细胞则具有兴奋和营养作用。在针灸的作用下，这些组织、器官、细胞受到兴奋与抑制的双向调节，使疾病的病理改变逐渐趋向正常，进而达到防治疾病的目的。这些双向调节作用可能与针灸调整下丘脑、垂体、肾上腺、甲状腺性腺、靶器官、靶细胞、靶分子以及神经体液有关。

（二）防御作用

针灸对防御方面的影响较多，比如针灸能够增强网状内皮系统功能活动，能够加强机体内各种特异性免疫和非特异性免疫的作用。在对抗炎症方面，针灸效果明显，对于炎症的三大病理过程均有良好的影响。很多疾病通过针灸治疗之后，病原体逐渐消除，疾病好转。针灸对体温也有明显的调节作用，可使机体从高热状态逐渐变为正常状态。

（三）其他作用

针灸具有兴奋多种感受器、止痛止痒的作用，这些可能与神经、神经介质、内分泌、体液、心血管功能状态等有关。

中医认为白癜风病因较为复杂，而针灸治疗白癜风的方法有耳针法、毫针法、刺络拔罐法等，这些方法可以减少白癜风的复发。

针灸治疗白癜风的弊端：

任何治疗方法都是存在一定的弊端的，针灸治疗也是如此，那么，针灸治疗白癜风会有哪些弊端呢?

使用针灸治疗白癜风，理论上讲，能够调节分泌功能，增强免疫力。但经过大量临床观察发现，其疗效与理论并不完全一致。有些白癜风患者在使用针灸治疗后，病情反而加重，究其原因，可能是患者对针灸有恐惧感，导致精神紧张，从而加重病情。

采用针灸治疗应根据患者的情况选择使用，而不是生搬硬套，对针灸有恐惧感的患者、少儿等皆不宜选择针灸疗法。另外，有些针灸疗法会在使用过程中烧伤皮肤，皮肤受损后会发生“同形反应”的概率增大，导致病情发展，严重者局部形成瘢痕组织，成为永久性损伤。例如，梅花针、火

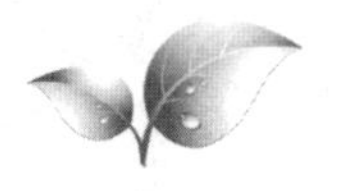

针等，均有可能会造成皮肤损伤，因此患者应慎重使用。

三、拔罐

拔罐疗法也称“火罐气”“吸筒疗法”，古称“角法”。拔罐疗法与针灸一样，也是一种物理疗法，而且拔火罐是物理疗法中最优秀的疗法之一。所谓拔罐，就是以一种杯罐当作工具，借热力排去其中的空气产生负压，使其吸着于皮肤，制造出瘀血现象，从而达到治疗疾病的目的。在古时，人们用它来治疗疮疡脓肿时吸血排脓，渐渐扩展到用作治疗肺痨、风湿等内科疾病。近年来，经过不断的改进，拔罐疗法有了新进展，治疗范围进一步扩大，成为医疗保健中的一种新疗法。

四、中成药

白癜风是一种原发性、局限性或泛发性的皮肤色素脱失症，属于难治性疾病，疗程较长，其治疗目标有3种。

（1）给予局部异常的黑色素细胞再生黑色素的能力或刺激黑色素细胞的形成，促进其发育及再生以产生较多黑色素。

（2）阻抑疾病病情的进展，使其不再继续发展。

（3）使皮损周围色素区变淡，边缘模糊不易分辨。因此，白癜风的治疗方式以及选择何种药物治疗，因人而异。

中成药是治疗白癜风的一剂良药。近年来，不少人会选择中成药治疗白癜风。那么，什么是中成药呢？生活中人们常说的中成药是指由中药材按一定治病原则配方制成，随时可以取用的现成药品，如各种丸剂、散剂、冲剂等。通常，现有的中成药都是经过临床反复使用、安全有效、剂型固定，并采取合理工艺制备成质量稳定、可控，经批准依法生产的成方中药制剂，是我国历代医药学家经过千百年医疗实践创造、总结的有效方剂的精华。

常用的中成药的优点很多：现成可用、适应急需、存储方便、能随身携带、省去了煎剂煎煮过程，消除了中药煎剂服用时特有的异味和不良刺激等。但是缺点也很多：药的成分组成、药量配比一成不变，不能灵活多变、随症加减，并且有产生毒性反应及过敏反应的案例出现，虽然这些反应少见，但是一旦发生都比较严重。因此，白癜风患者如果服用某种中成药而发生中毒或过敏反应，一定要谨慎不再服用。

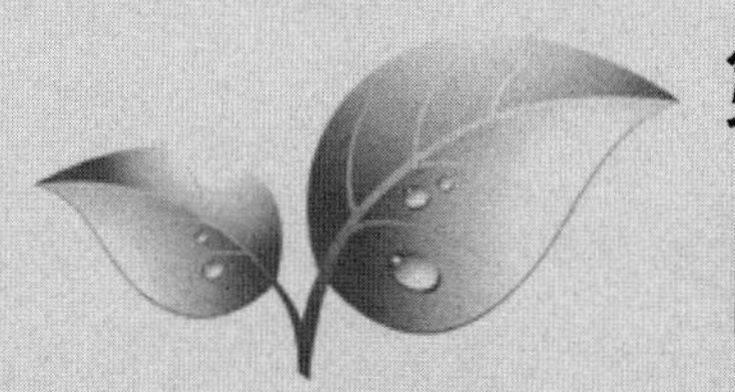

第五章 白癜风的西医治疗

一、手术

二、激光

三、脱色

四、药物

五、遮盖

一、手术

在选择白癜风的治疗方案时很多人会想到手术治疗，不过，白癜风手术治疗的方法有多种，那么如何选择呢?

白癜风致病因素有多种，每个人病情也都不同，因此，具体适合的疗法也是不一样的，所以患者在决定手术治疗时，应先检查清楚，根据专家意见，选择合适的治疗方式。

早在20世纪50年代初，就有人试用皮肤移植方法治疗白癜风，开始使用全层皮片，但效果并不是很理想，后来经过不断的发展改进，由全层皮肤移植到今天的表皮移植，最后发展到黑色素细胞的培养和移植，取得了重大进展。目前有3种手术方法可供选择：移植治疗、纹色法、皮肤磨削术。移植治疗又分为组织移植和细胞移植。

（一）组织移植

此方法是采用取皮法从患者自身正常的皮肤处取下供皮，将其移植到白斑处的一种治疗方法。组织移植包括全厚层钻孔移植、薄层削片移植、单株毛囊移植、发疱移植等。

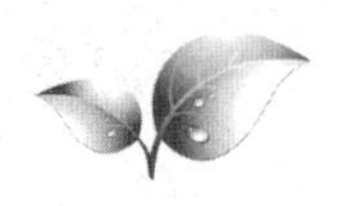

（二）细胞移植

目前，细胞移植主要有2种：一种是表皮细胞悬液移植，一种是培养的黑色素细胞移植。后者是借用细胞培养来增殖黑色素细胞的数量，然后移植到白斑处的一种手术。患者所采用的黑色素细胞是从自身皮肤中分离出的黑色素细胞进行培养、增殖，最后移植到皮损部位。

在上述几种移植治疗中，细胞移植的临床经验不多，薄层削片移植和负压吸疱移植成功率较高，经移植未达到复色的缝隙可采用全厚层钻孔微移植来弥补。移植是否成功，受到多种因素的影响。临床数据表明，白斑处有微环境的改变。此外，黑色素细胞体外培养后有无变化、染色体是否正常、移植片对人体有无影响以及远期效果如何等，都需要做进一步的观察与研究。

二、激光

20世纪80年代初期，就已出现采用激光疗法治疗白癜风的案例。1981年，日本激光研究所研究人员就采用接近紫外线波长的氩激光对白癜风患者的白斑区做点状照射，取得了一定的疗效。此后，国内外陆续出现了关于激光治疗取得佳绩的相关报道。

308纳米准分子激光又称为氙激光，308纳米准分子治疗仪器通过纳米的激光光束直接作用于白斑局部，从根本上解决了黑色素细胞被破坏的问题。2000年，美国FDA批准308纳米准分子激光用于治疗银屑病，很快，有人尝试用308纳米准分子激光治疗稳定期局限型白癜风并取得较好的效果。目前，308纳米准分子激光是国际上唯一指定用于白癜风治疗的准分子激光治疗系统。

临床研究表明，单一的308纳米波长是诱导白癜风和银屑病皮损中病理性的T淋巴细胞凋亡的最佳波长，也是UVB波段内穿透力较强的波长，最深可穿透真皮浅层1. 5毫米，因此对治疗白癜风、银屑病等皮肤病有良好的效果。医学上就是利用这个原理，通过激光直接照射皮损处，使之引起相关的生物变化和化学变化，从而促进皮肤色素的合成，达到治疗的目的。

通过激光进行白癜风光疗治疗的原理就是通过308纳米的激光光束直接作用于白斑局部，促进T淋巴细胞凋亡，来达到治疗目的，对各类型白斑及不适合做黑色素种植的患者、不适合应用药物的患者、孕妇、儿童，准分子激光是可供选择的方法。

激光治疗白癜风的弊端：

现代医学技术越来越发达，有很多可以有效治疗白癜风的方法。有些白癜风患者在看到一些使用激光光疗治疗白癜风的成功案例，跃跃一试，但是又担心激光治疗会

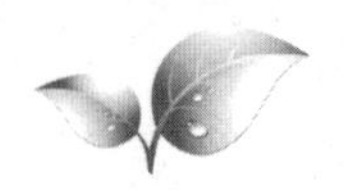

给自己带来一些别的影响。那么激光治疗白癜风有什么弊端呢？

需要提醒的是，任何治疗方式都会有弊端，不过根据患者不同的病情，采用合理的治疗方式，能够大大降低治疗带来的不良影响。尤其是采用激光治疗法时，首先要先确诊，再制订治疗方案，然后再进行治疗。不同的病情，治疗方式也是不一样的，盲目地跟从他人使用激光光疗治疗白癜风，效果是不可预测的。效果好则能控制病情，效果不好反而可能促进白癜风的扩散，那就得不偿失了。

临床发现，传统激光治疗白癜风的方法会出现类似烫伤的水疱，因为每个患了白癜风的人肤质存在差异，因此有些患者在使用激光治疗后，会出现轻微的皮肤红肿疼痛，通常来说在治疗以后会很快消失。不过也有的患者光疗后还会出现皮肤瘙痒、皮肤干燥、肠道反应等情况，甚至有的患者还会引起病情的加重，不能从根本上遏制白癜风。所以，患者朋友要慎重选择治疗方案。

三、脱色

白癜风脱色疗法也称逆向疗法，是一种采用脱色剂外涂久治不愈的白斑边缘着色过深的皮肤，使之变淡的疗法，近于正常皮肤的颜色，或消除泛发型白斑中残留的正常皮肤色素，使皮肤颜色达到一致，以改善患者皮肤观感的一种治疗方法。

（一）适应的患者

脱色疗法治疗白癜风效果较好，比较适合皮损面积较大、无过敏症状的患者，并不是所有白癜风患者都能使用的疗法。一般来说，当白癜风患者使用其他疗法无效，或者患者白斑面积超过正常肤色面积，或某一部位出现大面积白斑仅残留小面积正常肤色皮肤的患者就可考虑用脱色疗法，这种治疗方法成年患者可以使用，小儿患者则不适合。

（二）操作方法

脱色剂应为3%~20%氢醌单苄醚膏或4-甲氧基苯酚外擦，一天2次，持续6~10个月，部分用药时间要长达几年。

（三）使用脱色疗法的弊端

（1）所需时间长，一般需要外用10个月或更长时间。

（2）不良反应多，有些患者使用脱色剂脱色的部位还可能诱发新的白斑，并且在使用时还会引起一些不良反应，比如接触性皮炎、局部皮肤的红肿、皮肤干燥瘙痒等。

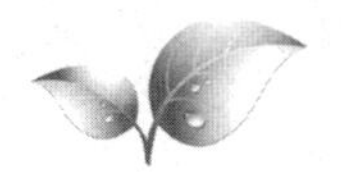

（四）注意事项

（1）在脱色治疗后，患者需要终生保护皮肤，避免紫外线损伤。

（2）脱色治疗后仍需坚持每3个月做一次定期脱色，以巩固治疗效果。

（3）采用脱色疗法后，患者皮肤会变得十分脆弱，轻易就会受到外界有害物质的刺激，如日光、机械性刺激等，有的患者甚至可能经常被纸张等东西划伤。因此，采用此疗法后，患者一定要格外谨慎地爱护皮肤，不让皮肤受到损害。

综上所述，虽然白癜风脱色疗法对某些患者有些效果，但同时该疗法带来的负面影响也很明显，患者在决定是否采用该疗法前，一定要三思而后行，要想清楚自己的身体状况是否适合用脱色疗法，以避免皮肤损伤过多而加重病情。

四、药物

近年来，白癜风患者使用白癜风药物治疗呈明显的上升趋势。很多患者因为得了白癜风，想要早些治好，病急乱投医，甚至会相信一些江湖上的家传偏方，结果适得其反，不但没治好白癜风，反而加重了病情，得不偿失。那么，如何选择药物治疗白癜风，选择药物的关键是什么呢？效果如何呢？很多人对此并不了解，我们现在就来了解一下。

药物的选择影响着白癜风的治疗。普通药物药性弱，由于受到落后的制药工艺限制，药物分子很大，不能有效通过人体的血脑屏障到达大脑的垂体和中枢神经系统松果体，不能很好地修复受损的黑色素细胞，促进黑色素的分泌，很难达到理想的治疗效果。

有些患者在听到其他患者使用某种药物有效就盲目跟风，这种做法很不可取。还有些患者不找病因盲目进行治疗，只知道患上了白癜风，见药就用，导致很多患者虽然长期用药，但是效果不理想，甚至有的患者出现了无效、抗药性、大面积的扩展、药物过敏等不良反应，失去了最佳的治疗时间。而且就算病情相同，但是因为每个的个体情况、体质、药物是否过敏等都存在差异，药物也不能盲目使用。

药物治疗白癜风分为药物内服和药物外用，药物治疗白癜风是效果比较稳定的一种治疗方式，既避免了手术治疗的一些副作用，也可以根据患者类型及发病情况灵活调整。那么，白癜风是内服药好还是外敷药好呢？

白癜风内服药及外敷药都各有优势，并没有明确的优劣之分。外敷药因为可以将药效直接作用于患处，药效发

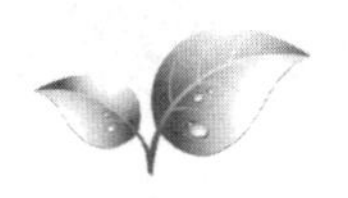

挥更快，治疗效果比较容易见到。不过，使用单一的外敷药复发率比较高，很难从根本上治疗白癜风，这就是所谓“治标不治本”。

白癜风内服药也被广泛使用，内服药通常是从整体上调理身体的免疫力和身体微循环，从根源上消除白癜风的病因，尤其是中医内服药，治疗方法比较灵活，治疗更有针对性，可以根据患者的类型灵活制订治疗方案，单人单方，复发率较低，被广泛运用。不过，中医内服药见效时间比较长，需有耐心。

白癜风药物内服和外敷二者皆有利弊，患者可以根据医生的指导，选择合适的治疗方法。

五、遮盖

遮盖疗法是指用含染料的化妆品涂搽白斑处，使白斑的颜色接近周围正常皮肤的颜色，也称美容疗法，但此法疗效短暂，常在需要社交的时候使用，能增加患者的自信。但是，这种疗法并不能长久使用，因为遮盖剂会影响白癜风的治疗效果。

有一个20多岁的小伙子，刚开始只是小腿上长了一块白斑，但是没过几年，白斑就迅速扩散到身体的很多部位。他一直被白斑困扰，试过很多种方法都没能够治好，于是白斑蔓延到了全身，最后干脆放弃治疗了。后来他听了朋友的建议，在手臂、后背和脖子上做了大片的文身，绚丽的图文将成片的白斑遮盖起来，他觉得很满意，说这是化腐朽为神奇。但是，这种方法真的有效吗？

文身对一些顽固性难治的白斑起到较好的遮盖作用，满足了患者社交需求，避免了因白斑影响容貌造成的心理压力。但是在文身的过程中可能会形成新的创口，也就是外伤，加重白癜风的病情，因为外伤也可以诱发白癜风，这在医学上叫作同形反应。而且文身所使用的颜料各式各样，存在很多化学成分，对于白癜风患者来说，这种状况可能会导致白斑出现扩散蔓延，而且白癜风虽然是皮肤表面的症状，但致病根源在脏腑与血液，而文身是外在的因素，只是消极的遮掩，根本起不到治疗作用。

当然我们绝不应将全部责任归咎于白癜风患者。为什么会出现患者用文身遮盖白癜风的情况，而且还会得到很多人的响应呢？其实本质上还是因为某些医院、某些医生采取不规范的治疗，导致白癜风患者对治疗失望，才不得已选择文身遮盖。

针对白癜风这种疾病，如果不规范化治疗，眉毛胡子一把抓，“千人一方，万人一药”，这和瞎治乱治没有什么区别。中医学讲究对待疾病要辨证施治，从整体上把握。白癜风的治疗也是如此。很多患者看到别人治疗有效果，自己也采用同样的手段治疗，却效果不大，原因是什么呢？原因

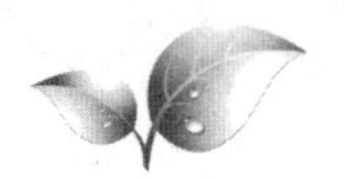

就在于，他们没有认识到白癜风的复杂性，每个人的发病诱因、病情和个体条件都不一样，这就决定了在具体的治疗手段上也是有针对性的，否则便会走入“千人一方，万人一药”的治疗误区。

那如何才算是规范化的诊疗呢?

针对不同的患者、病因、病情，要辨证施治。这也就是我们一直提倡的规范化诊断与治疗。

在治疗前，首先就要为患者进行全面科学的检测，尤其是要进行酪氨酸酶定量检测。酪氨酸酶定量检测是了解白癜风病情发展程度、治疗预期效果判断的重要指标，是指导治疗的重要依据。只有借助现代先进仪器对酪氨酸酶活性做了准确的检测，才能对白癜风进行科学的分型、分期及定性。在精准诊断的前提下，根据个人体质差异、药敏度的不同，因人而异、因症而异的原则制订更直接、更适合、更有效、更快速的个性化、针对性康复方案，避免治疗的盲目性。而且在具体治疗过程中，要从脏腑和血液同步整体个性化治疗，这是能够有效治疗白癜风的核心。

另外，我们说的规范化诊疗，还包括康复巩固治疗以及心理方面的干预。白癜风患者如果遇到心理上的问题，一定要学会缓解压力，控制好自己的心境，这样才能更有利于病情的治疗。

白癜风好发在人的裸露部位，严重影响外表美观。在临床工作中，发现很多白癜风患者心理方面的压力远远大于疾病本身对他们产生的危害，而且加大了治疗的难度。特别是青少年人群，如果患者心理压力过大，会极大地影响治疗的后期效果。因此，在对患者进行技术治疗的同时，进行心理方面的干预就显得尤为重要。

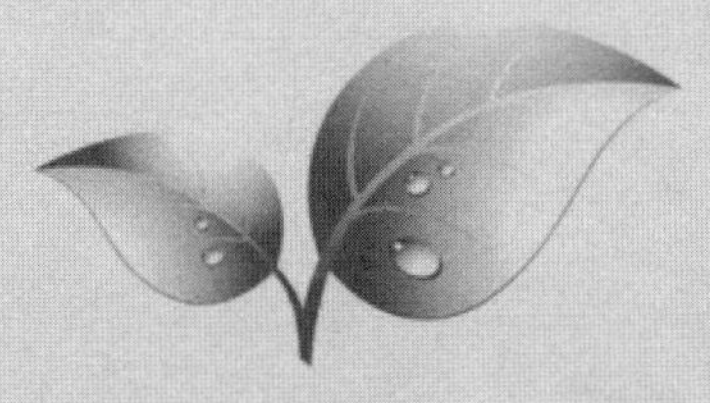

第六章 中西医结合治疗白癜风

一、辨证施治，源根同步治疗

一、辨证施治，源根同步治疗

（一）根源于血液解析白斑

随着医学水平的发展，以及中西医结合手段治疗白癜风的不断深入，近年来，白癜风的研究也取得了相应的进展。现代医学证实，白癜风不仅是皮肤表面的问题，它真正的致病根源在血液，是患者的身体内部出了问题。白癜风最直接的原因是黑色素的缺失。而黑色素是人体皮肤或者毛发中存在的一种黑褐色的色素，由一种特殊的细胞即黑色素细胞生成并且储存在其中。正是这个黑色素存在的多少不同，皮肤才有深浅不同的颜色，就像黑皮肤、黄皮肤、白皮肤等。而黑色素细胞在生成黑色素过程中需要一种叫“多巴”的营养物质。这种叫“多巴”的物质是由人体酪氨酸酶与酪氨酸等反应生成的。如果某种原因造成人体酪氨酸酶活性降低或丧失，无法正常把酪氨酸等分解成为黑色素细胞生成黑色素所能吸收的营养物质，黑色素就不会生成了，也就造成了色素脱失，从而形成了白癜风。

何谓酪氨酸酶？其实酪氨酸酶是一种含铜氧化酶，来源于胚胎神经嵴细胞，是黑色素代谢和儿茶酚胺的关键酶，酪

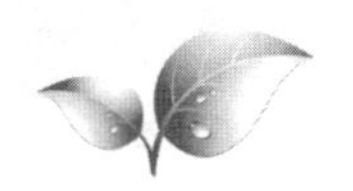

氨酸酶也是目前唯一明确的黑色素代谢酶，酪氨酸酶有四个基因，构成酪氨酸酶基因家族，他们局部定位在黑色素小体膜上同一多酶复合体中，彼此相互作用，共同调控黑色素细胞合成黑色素的质和量，这些分子是色素障碍性皮肤病(白癜风)的病因与发病机制。酪氨酸酶代谢失调，酪氨酸酶分泌不足或丧失，无法分泌黑色素细胞所需的营养，直接产生黑色素小体中酪氨酸酶的缺乏，不能使酪氨酸酶转变成黑色素，致黑色素细胞生成不足，从而引发白癜风疾病的发生。白癜风患者血液血清中的酪氨酸酶抗体增高，且与白癜风的临床类型和分期有密切的关系。可见，白癜风的发病机制与酪氨酸酶有重要关系。

事实上，正如第一章所说的，白癜风的形成过程有些类似于土地的沙漠化，沙漠一般是由于雨水稀少，水土流失，高温而引起土地干燥和养分缺失，致使草木不能生长，到处是沙子的区域。我们知道，人体对所有的药物、食物等营养物质是通过血液循环输送到人体所需各个器官和组织的，因为白癜风患者机体内环境失衡，免疫机制遭受破坏，酪氨酸酶代谢失调等，导致酪氨酸酶活性降低甚至丧失，黑色素细胞分泌黑色素所需要的营养无法正常循环输送到黑色素细胞进行分解、增殖、合成黑色素，就造成了皮肤局部黑色素缺失而形成了白癜风。这就好比土地上的沙漠化一样，土地上的植被和人体皮肤上的表皮是一样的，如果土壤内层结构被破坏了，土地的植被及土壤的内层就缺失了水分和所需营养肥料，那么土地上的青草和树木就不能生长生存，久而久之这片土地就变成了一块沙漠。如果这个时候不及时从源头来治理土壤，长期恶性循环，那么一片片沙漠就会不断扩大，从而形成了大范围的沙漠化。

其实不仅对于白癜风这种疾病，对于任何疾病的诊断与治疗都不能只看表面现象，而是要透过疾病的表象去探究本质。这也就是祖国医学一直提倡的要“从根而治”，白癜风虽然是皮肤表面的症状，但实际上致病根源在内部，是人体血液和脏腑出了问题，所以只有从血液和脏腑治疗才能真正治好白癜风。

在医学界，对于白癜风一直有这样一个形象的比喻，人的肌肤好比土壤，人的血管好比河道，如果河道水质被污染，土质就会变硬，长不出好的庄稼来。我们在治理河道污染时，除了要对河道本身水质进行清洁以外，最根本的就是要把污染的源头彻底清除掉，这样才能杜绝河水被反复污染，否则治理起来就会相当被动。白癜风的治疗也是如此，除了要对皮肤表面的症状进行治疗外，还必须深入白癜风的致病根源血液，有效激活人体酪氨酸酶的活性，使之正常氧化黑色素细胞分泌黑色素所需要的营养，治疗白癜风才能一劳永逸。

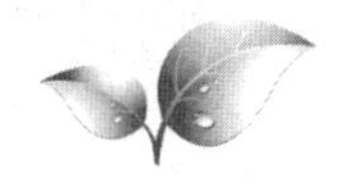

（二）中西结合辨证施治

辨证施治是中医学的方法和技法问题，也是中医文化的哲学问题，思想问题和思维方式问题，源于“辨证论治”。“辨证”一词，首见于张仲景《伤寒杂病论·序》。自东汉张仲景创立辨证论治以来，逐渐形成六经、脏腑、卫气营血、三焦、八纲、病因、气血津液、经络等辨证方法。“论治”一词首见于宋代严用和的《济生方·自序》：“论治凡八十，制方凡四百，总为十卷，号济生方。”而“辨证论治”的词组，首见于1825年清代章虚谷的《医门棒喝》：“……可知景岳先生，不明六气变化之理，辨证论治岂能善哉！”

中医临床认识和治疗疾病，既辨病又辨证，不仅着眼于“病”的异同，更将重点放在“证”的区别上，通过辨证进一步认识疾病。我国古代“药王”孙思邈说过：“夫欲理病，先察其源，候其病机。夫为医者，当须先洞晓病源知其所犯。”《外台秘要方·序》也云：“若不能精究病源，深究方论，虽百医守候，众要聚门，适足多疑，而不能愈之也。”《太平圣惠方》有：“夫处方疗疾，当先诊知病源。”

中医的辨证施治，既要对症，又要对因。找对根源，辨证施治，这也是白癜风规范化诊疗的具体表现，也是现在有经验的皮肤科医生所提倡的。辨证目的是为了进行正确的诊治，辨证论治是由“辨证”与“论治”两个部分组成的，从理论来看，辨证论治是一个整体，辨证是论治的基础，只有辨证的准确，才能为正确的施治的提供必要的参考。

白癜风的治疗也是如此，白癜风本身属于一种发病机制复杂的皮肤病疾病，根据白癜风的发病特点、病情进展等，一般来说可分为四型、两类、两期。四型：寻常型、节段型、混合型和未定类型。两类：不完全性白斑、完全性白斑；两期：进展期、稳定期。在白癜风的治疗上，一定要分型、分期，辨证治疗，如果没有针对性，对于不同的病因、症状，都采用同一个方法去解决，“千人一方，万人一药”，这是起不到实际效果的。所以在白癜风治疗上，具备一定的科学性、规范性、针对性、个体化，针对不同的情况制定相应的治疗方案，是一个很基本的原则。

（三）源根同步治疗

现代中医一般认为白癜风的病因病机为气血失和，脉络瘀阻；或情志所伤，肝气郁结，复受风邪；或肝肾不足，外邪侵入。在临床上，临床根据中医采用疏肝理气、源根同治、滋补肝肾、活血化瘀、祛风等方法治疗，大大提高了白癜风的治愈率。

白癜风病因复杂，治疗比较困难。在治法上，主张从气血和脏腑源根同步治疗，在白癜风稳定期和进展期，白斑

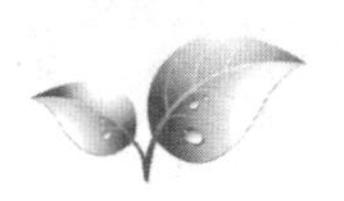

比较大而且多的患者，可以采用内服结合外治的方式进行治疗，如光疗、气疗等，效果较佳。白癜风多是因气、血出现问题，才引发白癜风气虚血虚，则生风；气虚久则气滞血瘀。在治法上，多补气、理气、活血、消瘀，清血热，滋肝肾，调气活血，能够取得很好的治疗效果。

中医治疗白癜风，采用从气血和脏腑进行源根同步治疗的方式，是白癜风患者的福音，每位患者的体质都不相同，引发白癜风的病因也千变万化，因此治疗方式也有所区别。概括起来，其证治类型主要有以下几个方面：

1.气血亏虚证

症候：发病时间长短不一，多在半年至三年。白斑部位光亮，起病迅速，发病快，通常会扩散成一片，皮损无自觉症状或稍有微痒，多发于头、面、颈、四肢或泛发于全身。主要表现为白斑浅淡伴神疲乏力，舌质淡，面色苍白，脉沉细而涩。

治法：治疗时宜补气益血，祛风和血。

方药：消白方。黄芪、党参、制首乌、葛根、茯苓、白蒺藜各15克，红花6克，枳壳、白术各12克，甘草9克。

用法：水煎服，每日1剂，每日2次，早晚分服，儿童酌减。

2.血热风热证

症候：主要表现为白斑粉红，不断增多，并向周围正常皮肤移行扩大，境界模糊不清，多分布于额、面及鼻、口唇等五官周围。面部皮肤常有轻微瘙痒感，可有情绪烦躁、口干、溲赤、苔薄黄、舌质红、脉细数等症状。起病急，或有皮肤过敏史。证属风邪搏于肌肤，日久化热，气滞血瘀所致。

治法：凉血活血，清热祛风。

方药：凉血消白汤。黄芪、地龙各15克，生地30克，地榆、防风、川芎、补骨脂各12克，荆芥、白鲜皮、白芷、甘草各9克。

用法：水煎服，每日1剂，早晚分服。

3.气滞血瘀证

症候：病程久长，皮损白色，皮肤呈地图形，斑片状，境界清楚而易辨，边缘呈深褐或紫褐色，局部可有轻度刺痛，可发生于外伤之部位或因外伤而加重，舌质暗有瘀点或瘀斑，脉细涩。本证多见于静止期，或病情较重者，或前证因循失治，风邪郁于肌腠，则气血凝滞，毛窍闭塞，瘀阻经络，则新血不生，肌肤因失养而成斑。

治法：活血祛瘀。

方药：基本方。柴胡、生地各12克，补骨脂、丹参、当归、党参、黄精各15克，桃仁、白芷各9克，白蒺藜10克，红花、甘草各6克。

用法：水煎服每日1剂，日服2次，早晚分服。

4.肝肾不足证

症候：病程长，白斑局限或泛发，皮损呈纯白，境界清楚，边缘整齐，斑内毛发变白，皮肤干燥伴头晕耳鸣，腰膝

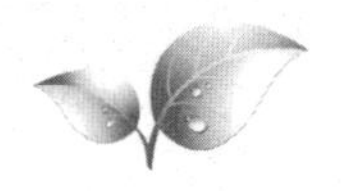

酸软，舌淡红少苔，脉细弱。发病时间较长且静止不扩展，舌质淡红，脉弦细弱。

治法：滋补肝肾，调和气血。

方药：旱莲草、女贞子、白芍、乌梅各15克，山茱萸、熟地黄、牡丹皮、山药、泽泻、茯苓各12克，甘草10克。

用法：水煎服每日1剂，日服2次，早晚分服。儿童酌减。

需要说明的是，中医的辨证论治的内容变迁和变异，与西医传入中国，以及西医对中医形成的冲击有一定的关系。在近代西医传入我国以后，人们在思考与比较两种不同医学体系之异同时，一般民众认为西医治标，见效快而不治本；中医治本，见效慢却能去根。

事实上，中西医在治疗白癜风上都有各自的特点。两者在白癜风的治疗上均作出了巨大的贡献。目前，中西医结合治疗白癜风越来越受到医学界的关注。正显示出越来越好的临床疗效。2014年3月23日，在北京国家会议中心召开的2014·诺贝尔奖获得者医学峰会暨院士医学论坛，其主题便是探讨如何促进“中医药学与现代医学的融合与发展”。周恩来总理曾经说过：“中医好，西医好，中西医结合更好！”近年来现代医学和中医药学共融发展已成为中国重要的研究领域之一，国家也鼓励中西医并重，把中医药和西医药摆在同等重要的位置，着力推动和促进中医药学与西医药学的共同发展。

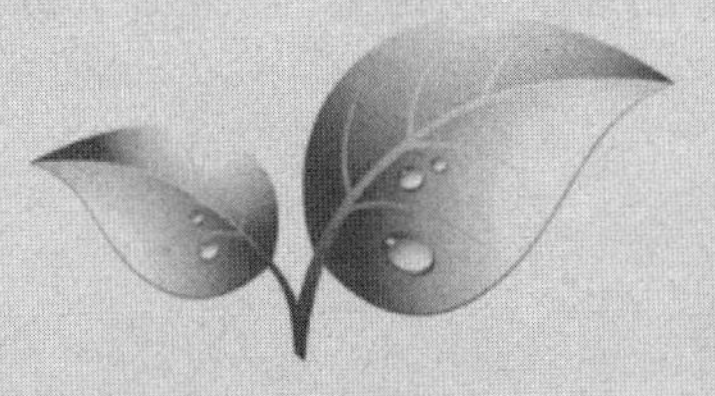

第七章 白癜风的预防和保健

一、生活注意事项

白癜风除了及时进行科学规范的治疗，患者自身的精神状态和自我保健也对病情的恢复非常重要。因此，白癜风患者在日常生活中一定要注意一些事项，以加强对白癜风的防范意识。

（一）生活习惯

随着社会的发展，人们的生活水平逐渐提高，生活节奏也在加快，很多人都有晚睡的习惯，尤其是在一些比较发达的地区，夜生活比较丰富，很多人到了凌晨依然不能入睡。休息被打乱、饮食上也不规律，这些不良生活习惯不但容易引起肌肤干燥，还会导致人体疲劳过度、营养不良而导致免疫下降、内分泌紊乱，引发白癜风或加速白癜风发展。

（二）阳光暴晒

阳光暴晒能引发白癜风，这主要与阳光组成中的紫外线密切相关。紫外线能够损伤人体表皮黑色素细胞，导致黑色素合成量减少，从而诱发或加重白癜风，过度的阳光暴晒还

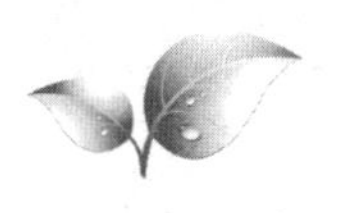

会使皮肤晒伤、脱皮。因此，出门时一定要做好防晒措施，尤其是长期从事室外工作的人，更要做好防晒工作。

（三）偏爱浓妆

爱美之心，人皆有之。很多人为了使自己看起来更漂亮，会用一些化妆品来满足自己。但是，过于浓烈的妆术及劣质的化妆产品会导致白癜风的发病或病情加重。这是因为，很多化妆品中含有金属成分，这些金属成分会伤害皮肤，并且过于浓烈的妆术也会使肌肤难以“呼吸”，长时间的化妆可使化妆品中的色素和有害物质残留在皮肤表面、渗入皮肤，就会使皮肤代谢功能出现紊乱，大大增加了白癜风的发病、发展的机会。所以，在选用化妆品时，尽量选用天然成分含量高的化妆品，不要使用含有重金属等有毒物质的化妆品，以免对皮肤造成刺激，加重病情。

（四）日常穿衣

白癜风患者日常穿衣要格外注意：尽量选择柔软舒适的衣服，减少衣服与皮肤之间的摩擦，反复摩擦是导致白癜风病情迁延不愈的原因之一；在选择衣服的材质时，应首选纯棉、亚麻类衣服，尽量避免选择皮革等质地坚硬的衣服；尽量选择天然纤维做的衣服，涤纶、锦纶等化纤材料做的衣服尽量少穿；衣服还要做到透气性好，排汗要迅速；新衣服买回来后，不要急着穿，而是要洗一遍，晒晒太阳再穿。这样做不但可以除掉衣服上的细菌，减少细菌感染诱发白癜风的机会，还能使衣服变得柔软，使衣服对白癜风的皮损处摩擦变得更小。另外，白癜风患者穿衣服要因时制宜，不能让皮肤处于忽冷忽热的环境，更不能暴晒皮肤。

（五）日常饮食

白癜风患者在饮食方面要注意，多吃一些含有酪氨酸、锌、铁等物质的食物，如肉类、牛奶、鸡蛋、动物内脏、丝瓜、茄子、胡萝卜、豆制品等，这些食物有利于白癜风患者的病情恢复。白癜风患者也可以多食用含铜丰富的食品，因为体内皮肤中铜元素的流失是导致黑色素减少的原因之一。为了提高体内铜的含量，白癜风患者在进餐时可选用铜制器具，如用铜碗等进食。另外，河蚌等食物含有丰富的铜元素，可以适当食用一些。

最后，要提醒大家的是，如果您的生活中出现了一些症状，一定要及时治疗，但不要自行盲目治疗，否则易加重病情。

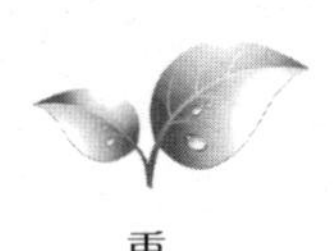

二、饮食禁忌

自古以来，很多疾病的出现都会伴有相应的饮食禁忌，对于白癜风这种比较敏感的皮肤病来说，也不例外。对白癜风患者来说，一定要重视饮食，饮食得当能起到辅助治疗的作用，饮食不当易加重白癜风病情，给治疗带来非常严重的影响。所以，白癜风患者一定不要忽视饮食的重要性。在日常生活中，白癜风患者要管好自己的嘴巴，才能使白癜风病情控制得更好。那么，白癜风患者饮食都有哪些禁忌呢？我们一起来了解一下。

（一）忌烟酒

烟酒对白癜风患者有很大的伤害，对皮肤有较强的刺激性，因此，白癜风患者应禁烟戒酒。

（二）忌海鲜、狗肉、羊肉等发物

在生活中，有很多人喜欢吃海鲜食物，还有人喜欢吃狗肉、羊肉等，但是白癜风患者要避免食用这些食物，因为海鲜、狗肉、羊肉等都属于发物，白癜风患者食用后，很容易导致病情加重。白癜风患者还要忌食辛辣刺激性食物，如葱、蒜、辣椒等。另外，菠菜含大量草酸，易使患部发痒，可以选择不吃或少吃。

（三）忌维生素C

维生素C含量丰富的食物也要少吃，因为维生素C在黑色素的代谢过程中能使黑色素的生成中断，加重白癜风的病情。所以，樱桃、苹果、鲜枣、山楂、猕猴桃、柚子等维生素C含量丰富的食物白癜风患者要尽量少吃。

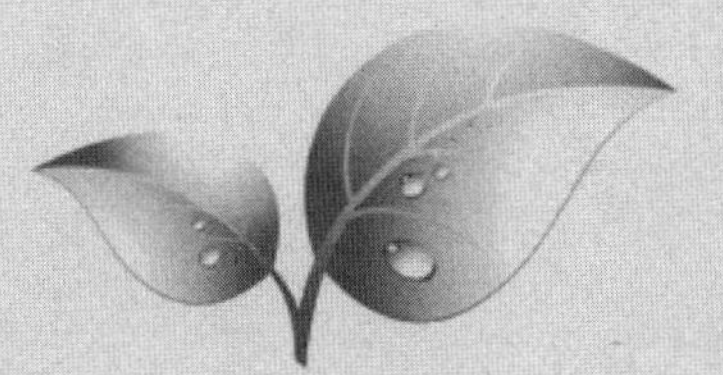

第八章 “拷问”白癜风

一、白癜风基本常识

二、白癜风发病原因

三、白癜风的影响

四、白癜风的治疗

五、特殊人群得了白癜风怎么办

六、白癜风患者生活保健

一、白癜风基本常识

（一）白癜风会遗传吗

说起白癜风，我们现在都有了一定的了解，白癜风有比较明显的症状，会严重影响患者容貌，增加患者心理负担。有些白癜风患者很担心自己的病会遗传给孩子。

我们前面已经提到遗传因素在白癜风的发病中起到一定的作用。早在20世纪30年代开始，人们就注意到白癜风的临床聚集现象，之后通过观察及流行病学调查，认为白癜风与遗传有一定的关系，并逐渐形成白癜风病因学的遗传学说，即遗传因素可致黑色素细胞功能先天性缺陷或对外界有害因素抵御与修复能力不足，在此遗传背景下环境因素的作用可诱导局部或系统免疫异常及局部微环境改变，从而造成黑色素细胞结构或功能损伤而发病。

不过，临床上多数患者并没有阳性家族史，但是有一定的遗传倾向，至于遗传因素在本病发生中的作用及其遗传方式，目前尚未完全确定。有人认为，这是常染色体显性遗传伴有不同的外显率，但大多数人认为白癜风属于多基因遗传病。这里所说的多基因遗传病是相对于单基因而言的。单基

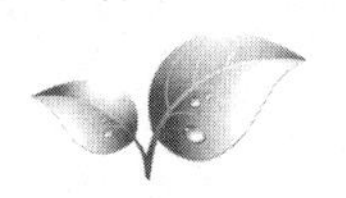

因遗传病为一对基因的变化，而多基因遗传病则是和多对基因有关。每对基因没有明显的显性和隐性，这些基因对该遗传性状形成作用微小，因此称为微效基因。但多基因的作用能够累加，这就形成了累积效应，当累积效应达到一定的范围，临床症状就会表现出来。

白癜风的遗传模式至今尚未明确。单一位点、常染色体显性伴不完全外显、常染色体隐性、多因素伴高遗传率等。从单卵双生子中两个均发病引出常染色体显性基因遗传。专家调查研究发现，寻常型白癜风不以简单的显性或隐性方式传递，而是有明显的家族内分离倾向，但注意到白癜风与两个多态遗传标志位点（ACPI和RH）联系并提出白癜风与几条不同染色体基因有关联。大量研究表明，白癜风遗传并不按照常染色体单一位点基因模式传递。

虽然基因遗传有一定的作用，但并不是绝对作用，白癜风的发病原因比较复杂，环境因素也会对白癜风发病起到一定的作用。这里所说的环境因素包括社会环境和自然环境，生活中的不良事件的刺激、日光暴晒、物理及化学物质的接触等都有可能引发白癜风。这也是有些白癜风患者家族中并没有类似病史而自行发病的合理解释。白癜风虽有一定的遗传性，但后天获得的概率更大，遗传的原因可能导致了对白癜风的敏感性，但一般是在遗传因素和环境危险因素都具备的情况下才会患上白癜风。也就是说，即使有遗传因素存在，也同样要有外界危险因素参与才能发病，只要控制环境危险因素的影响，就可以控制发病的概率。并且，白癜风遗传给下一代的概率与其他遗传性病疾病相比要低得多。

除了遗传因素和环境因素，白癜风还有自身免疫学说、黑色素细胞自身破坏学说、神经化学因子学说、遗传因素、微量元素变化及精神因素、微循环障碍、饮食、情绪、烟酒、药物刺激、机械性刺激、手术、外伤等多种诱因的作用所致。

（二）白癜风会传染吗

在日常生活中，很多人对于白癜风这种病有一种莫名的恐惧。这是因为很多人都以为它是具有传染性的。白癜风是否真的具有传染性呢?

传染又称感染，是病原体侵入人体后，在人体内的一种寄生过程。患者会因接触或由其他媒介传播而感染疾病。构成传染的主要条件是病原体。白癜风是一种易发生在皮肤上的白斑现象，是局部黑色素代谢紊乱引起的皮肤脱色性改变。白癜风除了色素减退外，没有其他的异常变化，甚至到目前为止没有找到病毒和细菌，说明白癜风不是具有病原体的疾病，也说明白癜风是没有传染性的。那么为什么有些人认为白癜风会传染甚至与麻风混为一谈呢？这是因为麻风病等一些传染病也会在皮肤上出现类似白癜风样的皮肤白斑，故而给人一种错觉，认为这就是白癜风。因此，我们在对待

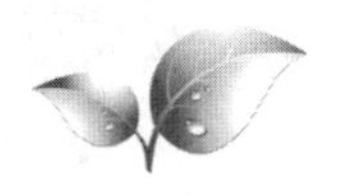

疾病的同时，一定要有深入的认识，不仅知道这个疾病的特征、治疗方法以及一些外在的知识，还要保持一种比较客观的态度。社会上应该对白癜风患者多一份关爱，少一份歧视，帮助白癜风患者摆脱心理阴影，树立战胜白癜风的信心。

（三）哪些微量元素与白癜风关系密切

白癜风的发病与体内的一些必需的微量元素不足或缺失有着密切的关系。很久以前，医者们就认为白癜风患者皮肤色素的脱失是由于体内的铜元素缺失造成的，此后人们相继研究白癜风患者体内的锌、硒、铁、钴等微量元素水平，他们试图从不同的侧面阐述白癜风的发病机制。从目前已知的白癜风病因来看，有研究表明许多白癜风患者发病与从食物中摄取微量元素不足有关。

1. 铜

铜是人体必需的微量元素，在机体代谢、酶的激活等方面发挥着重要作用，储存于肝、网状内皮系统及细胞内部。

酪氨酸酶的活性与铜离子有密切的关系。研究发现，白癜风患者血液和皮肤中铜或铜蓝蛋白含量与健康对照组相比较明显低下。引起铜、铜蓝蛋白含量降低的原因有多种，有些地区常与水土的成分有关，饮用水及食物中含铜量少，或环境污染致铜的竞争性拮抗元素进入机体而影响铜的吸收和利用，致使营养摄入紊乱或是铜的体内代谢失调及造血缺陷，造成白癜风。不过，患者体内微量元素的异常并不是白癜风发病的主要原因。

此外，人体表皮内巯基化合物中的谷胱甘肽能通过结合铜离子而抑制酪氨酸酶活性。临床通过测定皮肤巯基含量发现白癜风患者受损皮肤中巯基含量比正常人要高，并且血中铜与谷胱甘肽比例较低，色氨酸吡咯酶活性的增高导致酪氨酸酶也受到限制。

2. 锌

锌是人体必需的微量元素，在体内分布广泛，通过转运系统的调节和亲和力作用的强弱而使器官或组织的锌含量非均匀分布。锌在体内主要是作为酶的成分，是多种酶发挥生物活性必需的元素。通过大量实验专家推断，患者体内锌元素不足或缺乏是继发于白癜风的临床表现，而不是白癜风的可能病因。

3. 硒

硒是人体微量元素之一，有研究表明白癜风患者的血清及其皮损中硒的含量明显减低，这说明白癜风患者处于缺硒状态。机体重要的抗氧化酶谷胱甘肽过氧化物酶的重要组成部分，该酶能防止细胞膜脂质的过氧化破坏，消除过剩自由基从而起到保护细胞膜免遭损害的作用。因此，专家推测氧化应激可能是导致黑色素细胞死亡、白癜风发生的原因之一。医学工作者对不同年龄组的白癜风患者机体抗氧化能力

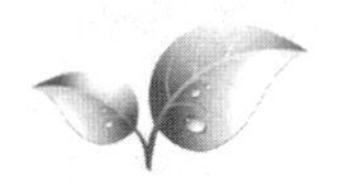

进行检测发现，患者血液SOD和脂质过氧化反应水平增高，谷胱甘肽和红细胞 GSH-Px 显著降低，且各年龄组差异无统计学意义。当缺硒时，GSH-Px 活性降低，会致使细胞膜脂质过氧化加强，自由基和半醌游离基、毒性黑色素前身物质增多作用于靶细胞，缺硒会降低人体免疫功能降低，使自身免疫反应加重，最终使黑色素细胞破坏而发病。

4. 铁

铁在人体中占有很大的比重，是人类研究最多和了解最深的人体必需的微量元素之一。铁元素的缺乏会造成白癜风患者皮肤苍白、食欲不振，患者的抗病能力降低，更容易遭到各种疾病的侵袭，给白癜风的治疗带来了巨大的阻碍。铁参与体内多种生理活动，是血红蛋白的重要组成成分，是许多酶的组成成分和氧化还原反应酶的激活剂，铁离子还可以使胡萝卜素转化为维生素A；参与嘌呤和胶原的合成；能够生成有免疫作用的球蛋白；可以帮助脂类从血液中的转运以及药品在肝脏的解毒；等等。有学者认为，铁的主要作用是参与血红蛋白的生成，机体缺铁时常引起血液的改变，长期缺铁很容易引发白癜风，因此在检验白癜风患者时，检查血液中铁的含量也很必要。

缺铁时要及时补充铁，但患者应该注意的是，补充铁元素要适当，因为补充过多的铁元素也会威胁白癜风患者的健康。这是因为铁元素主要储存在肝脏中，铁元素过多会增加肝脏的负担，容易造成肝纤维化、肝硬化、肝细胞瘤等肝脏病变。

综上所述，铁元素的含量多少会对机体有一定的影响，是加重白癜风病情的一个因素，因此白癜风患者要合理摄取铁元素。

5. 其他元素

钴也是人体必需的微量元素之一，主要参与核酸蛋白质的合成和解毒及促进其他元素的吸收。缺钴会使核酸蛋白质的合成过程受到影响，这样就增大了白癜风发病的概率。有人检测白癜风患者钴含量，发现钴含量低下时患者病情会加重。

有研究表明，白癜风患者锰、镁含量相对于正常人来说偏低，机制尚不清楚，还有待进一步研究。

虽然大量研究表明微量元素是否正常与白癜风的发生有不可忽略的关系，但微量元素在白癜风的发生发展中所起到的作用还处于探索阶段，目前对其还没有定论。相信在不久的将来，随着元素学科的不断发展，这一问题将最终被阐明，并为白癜风患者提供有效的微量元素治疗方法，有利于指导临床用药。

（四）如何判断是不是白癜风

白癜风在任何年龄阶段都有可能发生，但最常见于青年人。白癜风比较明显的症状是皮损处色素脱失，呈乳白色，边界清楚且边缘皮肤颜色加深；白斑大小、形态不一，在身

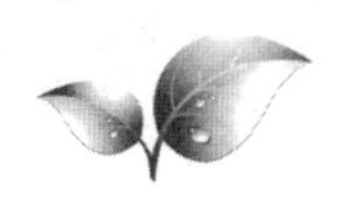

体的任何部位都有发生的可能，甚至波及大部分皮肤；无自觉症状，也无鳞屑及萎缩。

但是，并不是所有的白斑都是白癜风，有些时候机体出现白斑也可能不是白癜风。很多人就会认为皮肤上只要是有白斑就是白癜风，这在一定程度上也说明了人们对白癜风已相当恐惧了，才会对皮肤上的白斑很敏感。有些人看到皮肤上有白斑，就会认为这是白癜风的前兆。事实上，这种认识并不准确，可通过对皮肤的仔细观察，辨别是白癜风白斑还是其他疾病。

任何疾病在初期的时候表现都不明显，但是如果我们能够尽早发现，就能够大大降低疾病对我们的伤害。白癜风也是这样，如果我们在一开始就能对白癜风有比较清晰的了解，那么对疾病的治疗将更加理想。那么，我们如何判断是否得了白癜风呢?

（1）在白癜风初期，白斑大小多为指甲或钱币大，形状为近圆形、椭圆形或不规则形，也有点状色斑，境界比较明显，有的边缘绕以色素带。

（2）到后期，白斑就会增多、扩大并相互融合成岛屿状，白斑处除色素脱失外，患处还有萎缩或脱屑变化，白斑上的毛发也会变成白色。

（3）白癜风患者的白斑一般会有多种颜色，表现为白、灰白、近正常肤色三色反应，有的斑色会完全变成白色，周围皮肤微红或呈灰白色。

（4）白斑的数目不定，可局限于身体某部位或分布在某一神经节段（或皮节）。白癜风的白斑自行消失者极少，往往逐渐增多扩大，相邻的白斑可相互融合，连成不规则的大片，泛发全身。

（5）通常情况下，白癜风不会出现痛痒感，如果白斑面积较大，在烈日的暴晒下，会有烧灼感。白斑处的皮肤对日光较正常皮肤敏感，稍晒太阳即发红。病程经过缓慢，渐向四周扩大，互相融合。

这些白癜风初期和后期的症状，如果我们能够在最开始就能判断是不是患有白癜风，就可以及时控制病情，而不必等到症状比较明显后再进行治疗，准确地判断是否得了白癜风，可以帮助我们尽早地了解自身的健康状况，得到更好的治疗。

二、白癜风发病原因

（一）为什么青少年容易患白癜风

难治愈、易复发、对患者的身心影响大是白癜风最主要的特点。近年来，青少年患白癜风的越来越多，经过调查研究发现相对于成年人，青少年似乎更容易患上白癜风，为什么呢？

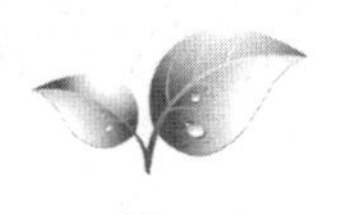

1. 环境因素

近年来环境污染越来越严重，对青少年的皮肤伤害很大。还有食品污染，很多青少年都喜欢吃零食，而长期食用含大量食品添加剂的食物会导致严重的营养不良，进而影响体内黑色素的合成，诱发白癜风。

2. 外伤因素

外伤是诱发青少年白癜风一个很重要的原因。处于青少年时期的孩子正是玩性大的时候，会经常玩耍、打闹，很容易就会在皮肤上造成伤口，如果伤口处理不及时，很有可能感染，甚至导致白斑的出现。

3. 遗传因素

白癜风具有一定的遗传性，如果家族中有白癜风患者，那么在这个家庭里的青少年相比于普通人来说，患白癜风的概率就会比较高。

4. 心理因素

青少年正处在生长发育的转折期，容易出现各种心理问题，长期的精神损伤、压抑及情绪的波动，会导致青少年内分泌失调，进而影响体内的各项功能，甚至影响黑色素的形成，增大患上白癜风的概率。

（二）哪些职业因素容易引起白癜风

白癜风患者中，涵盖学生、军人、工人、农民、机关干部等社会各界人士，似乎任何国家、地区、种族的人群均可罹患白癜风。

根据统计，双氧水、液氮、人造香料、酒精对敏感人群可致皮肤脱色，造成继发性白癜风。因此，在化工厂、皮革制造业、橡胶厂工作及接触化学试剂的人员，一定要在工作中做好自身防护措施。

实验研究还证实对叔丁酚、氢醌、氢醌单苯醚等化学物质都能使豚鼠、鼠、猫或兔的皮肤或毛发发生脱色。因此，在生产对叔丁酚或以对叔丁酚为原料生产酚醛树脂的树脂业、含大量对叔丁酚的氯丁胶作橡胶或皮革制品黏合剂的汽车业（生产汽车坐垫、车顶衬里、车子内层）、皮革业（皮靴的制造与修理）；用含对叔丁酚或含邻苯酚的消毒杀菌剂作房屋消毒的医院清洁工；戴含有对苯二酚单苯醚的耐酸橡胶手套的制革业及其他行业工人；等等，都可能发生职业性白斑。

白癜风虽然和职业因素有一定的关系，但是并不十分明显，遗传因素、精神神经因素、化学因素、铜离子相对缺乏因素、感染因素、外伤因素等都有可能引发白癜风。

（三）临床是否还有不常见的诱发原因

1. 白癜风因扁桃体炎反复

我们根据临床发现，很多儿童患上白癜风的诱因就是扁桃体炎反复发作。因为扁桃体炎发作会引起身体应激反应。

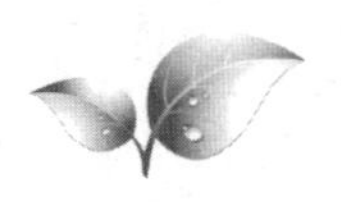

如果扁桃体炎反复发作，应激系统反复作用，更容易出现白癜风。因此，如果孩子感冒发热了千万别大意，应及早控制病情，免得发展为扁桃体发炎，增加患白癜风的风险。

2. 白癜风因军训、旅游劳累反复

军训、旅游会使身体劳累，加上烈日暴晒，人的身体出现应激损伤，整个身体会动员全身淋巴细胞抵抗病毒，这在正常人身上一点儿问题也没有，但如果此人的免疫功能差或者有遗传致病原因，就容易引发白癜风。

（四）哪些药物会引发白癜风

我们都知道，白癜风是一种比较顽固的疾病，一定要科学治疗，合理用药。可是我们也发现，很多患者在治疗过程中因为一些药物的使用反而加重了白癜风，还有些患者因为要治疗别的一些疾病而引发了白癜风，这就有些得不偿失了，那么哪些药物会引发白癜风呢？我们应仔细了解一下。

1. 人造香料、降压利尿药

人造香料、降压利尿药长期使用可以诱发药物性白斑。有些白斑在停用药物之后就会自动消失。但是如果任由白斑发展，就有可能蔓延发展为泛发型白癜风。因此，在使用人造香料、降压利尿药等一类药物时，一定要注意其副作用。

2. 滴眼药

市场上出售的滴眼药中含有一种破坏黑色素的物质，长期使用会产生一些白色小斑点，因此在使用滴眼药时要慎重。

3. 胱氨酸、半胱氨酸、二基丙醇、青酶胺

这些药物中的部分化学成分会破坏黑色素合成，因此，在使用时要慎重，因为这类药长期使用对黑色素合成造成的损害，很难恢复。

4. 硫脲、硫脲嘧啶、甲状腺素、肾上腺素、去甲肾上腺素

这些药物均有可能影响黑色素的合成代谢，在使用过程中要进行自我观察，一旦发现白斑，要慎重使用。

另外，要提醒大家的是，白癜风患者千万不要轻信偏方，偏方即使有效也是因人而异，有些偏方甚至只对一小部分人有效，如果盲目使用，不但治不好疾病，还有可能加重病情，造成心理负担。所以，建议白癜风患者不要轻易尝试使用偏方。

（五）白癜风的发病与季节

白癜风一年四季均可发生，但其季节性变化特征明显。多数患者的发病与病情加重在春夏两季，尤其是春、夏季的更替时期。这一时期是旅游的绝佳季节，很多人都会选择外出旅游，而在旅游归来后发生白癜风的患者较多，且新发白斑多数在面部等暴露部位，这就证明了白癜风的发生和阳光暴晒有关。春季阳光开始变得强烈，各项机能活跃，黑色素细胞功能亢进，需要的营养也就要增多，我们在前面已经

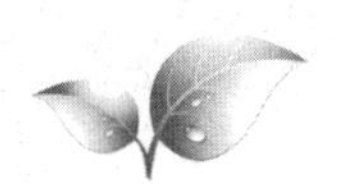

提到了白癜风患者就是因为人体酪氨酸酶活性减少或丧失无法正常氧化黑色素细胞所需营养，那这样一边黑色素生成加速需要更多的营养，一边酪氨酸酶活性减少，营养提供不上来，供需矛盾加剧，病情就快速扩散。另外，临床中个别患者的表皮抵抗力较弱，对阳光的照射比较敏感造成了皮肤的应激反应，在局部影响黑色素细胞的生存从而导致了白斑的出现。

在日常生活中，经常可以看到很多的白癜风患者入夏以后由于阳光的照射，白斑周围的正常皮肤被晒黑或边缘皮肤色素沉着，而白斑处仅发红，没有色素增加，这样白斑与正常皮肤之间的色调看上去反差加大，而被误认为是病情加重，从而引起不必要的紧张。

虽然白癜风在春夏季多发病而在秋冬季发病少，可是也不要就此掉以轻心。最正确的做法是，无论是在什么季节、白斑颜色如何变化都要坚持治疗下去，以便使自己早日恢复健康。千万不要因为冬季看起来情况好转了就放弃治疗。冬季由于光照强度减弱，以及接触阳光照射的时间短，人们的肤色会逐渐变淡，变淡的皮肤与白斑之间的色差缩小，甚至变得很不明显，这样也就容易使人们误以为病情好转而停止治疗。

很多患者在每年春天，会发现自己的白癜风有扩散的趋势，而且随着天气转暖，衣服穿得越来越少，本来可以遮掩住的白癜风也暴露出来。所以，不少白癜风患者在内心深处并不喜欢春天。

秋冬季节，气温由热向寒转变，人体新陈代谢减缓，尤其是到了冬季，是万物休养生息的季节，人体的各项机能不再那么活跃，对酪氨酸等生成黑色素所需要的原料消耗得也要相对少一些，白癜风的表皮症状就会缓解些。

春季来临时，白癜风患者又该如何应对呢?

积极治疗与预防。首先考虑的是控制病情，应以内治为主，从根源血液和脏腑入手，激活酪氨酸酶活性，调整机体的免疫功能、神经内分泌功能；同时注意一定要坚持治疗，不可三天打鱼两天晒网。白癜风患者一定要知道白癜风的治疗需要一个过程，切不可心急，尤其是巩固治疗至关重要，而且不同患者患病具体病况不同，需要医生根据病情变化决定治疗进程。如果酪氨酸酶活性没有恢复正常水平，黑色素分泌仍存在异常，患者自己觉得白癜风康复了就停止治疗，很可能就会引发白癜风的再次发作。

白癜风一年四季都会发病，治疗上也不应有季节性的限制。白癜风治疗最好是早发现、早治疗，因为这种病易扩散，如果错失了最佳治疗时期，等到白斑扩散了再去治疗就难了。到时候不但需要的时间更长，所需的费用也会增加。

（六）“夏病冬治”——白癜风

1. 中医学的“夏病冬治"

“夏病冬治”源于中医古籍《黄帝内经》。《黄帝内经》

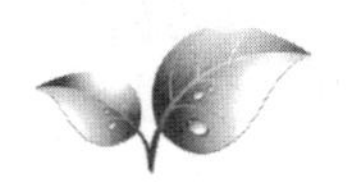

中有“春夏养阳，秋冬养阴”、“夏病冬治，冬病夏治”等观点，提醒人们要根据四时变化来调整人体的阴阳虚实。

“夏病冬治”理论认为，有些疾病常易在夏季好发或加重，这类疾病患者如在秋冬天通过合理治疗与调理，根据每个人不同情况来辨证施治,便可加强和巩固治疗效果。

“夏病冬治”体现了传统中医学“天人相应”与“治未病”的思想。其一、凡事要逆向思维，夏病冬治;其二、凡事要未雨绸缪，夏病冬防。

2. 白癜风的“夏病冬治”——瑞雪兆丰年

人们常说“瑞雪兆丰年”，为什么冬雪预示着来年庄家丰收呢?这是因为冬季天气冷，下的雪往往不易融化，里面藏了许多不流动的空气，积蓄了热量，这样就像给庄稼盖了一条棉被，不会被冻死。客观上起到了保暖土壤保护农作物的作用。等到来年开春，冬雪融化成富含氮化物的水留在土壤里，给庄稼提供了肥料，又客观上起到了积水利田的作用，对作物的生长发育十分有利。

白癜风患者在秋冬天治疗与“瑞雪兆丰年”的道理类似，通过秋冬天的科学治疗，等于人为地降了一场“瑞雪”，给黑色素细胞施了施肥。一方面：通过春夏的前期治疗已经有了一定的效果，秋冬天坚持治疗不会让之前的治疗成果功亏一篑，帮助患者平稳度过秋冬。另一方面：通过秋冬天的的巩固性治疗，可以大大降低白癜风在来年高发季节的发病概率。

秋冬季节将患者体内酪氨酸酶调整到正常水平，合理补充生成黑色素所需要的原料，来年春夏白癜风患者体内的酪氨酸酶的活性处在一个正常水平。

3.“春生夏长，秋收冬藏”

春天萌发，夏天滋长，秋天收获，冬天储藏。从养生的角度来看，顺应四季，春夏养阳，秋冬养阴，冬病夏治，夏病冬治。以达到事半功倍，四两拨千斤的治病效果。

可能很多人提起“冬病夏治”都比较熟悉，但提到“夏病冬治”，许多人却并不十分了解。临床上一些白癜风患者反映自己病情在春夏加重，秋冬减轻或消失，其实，这只是表皮的一种假象而已，但是人体酪氨酸酶的活性还是在日夜的不断下降，黑色素还是在无形中凋亡。“白癜风进入恢复期，不会再扩散”这样的错误认识，很可能会给来年白癜风一个疯狂发展、突然大面积扩散的机会。夏病冬治适用于夏重冬轻的慢性疾病，所谓“正气存内，邪不可干”，就可以防患于未然。

秋冬季白癜风的特点：

（1）因为秋冬季节太阳的紫外线较弱、人体新陈代谢的缓慢、气候变冷毛孔收缩、又有厚衣服的遮盖等原因，身上的白斑会较其它季节淡得多，周围正常皮肤色素深浅发生变化，导致白斑与正常肤色的相似出现了假象的好转。视觉差异，中断治疗。

（2）秋冬季气温下降人体皮肤经常处于毛孔收缩状态，

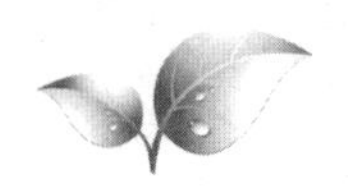

血液循环不畅。特别是肢端型患者，局部白斑皮损会更严重。微循环差，病情加重

秋冬季治疗白癜风的有利因素：

（1）秋冬季阳光强度小，降低白斑扩散这更有利于白癜风病变的治疗，寒冷干燥的气候可以降低白斑扩散的速度。

（2）秋冬季温度下降，人体汗液分泌减少，汗液排放少，药物被机体吸收后不会随汗液排出，更是利于外用药的使用，减少了红肿起泡等反应。尤其是对于生殖部位、腋下、皮肤黏膜等部位的白癜风效果更佳。

（3）秋冬天白癜风病情相对稳定，表皮白斑不容易爆发。治疗比春夏季高发期少了一个控制病情的阶段，缩短治疗周期，降低治疗成本。这样病情恢复的时间也可以大大缩短，达到事半功倍的治疗效果。

（4）秋冬季外界的刺激对皮肤结构损害小，比如细菌、病毒等一些致病原活动性弱了，外源性的感染几率就降低了诱发因素。

（5）夏病冬治抗复发治疗最佳恢复期。秋冬季节机体代谢平稳，病情趋于稳定，过敏率降低，有利于药物的使用。

（6）秋冬季阳光强度小，皮囊组织细胞自主的与被动充血的频率也随之降低，这更有利于白癜风病变的治疗，皮肤色素恢复更均匀，不影响白癜风患者愈后的美观。

另外，秋冬天治疗白癜风也应坚持科学的原则：

（1）早期治疗：临床证明，在白癜风的初发期，治疗是比较容易的。初发1～2个月的白斑，往往在治疗半个月至两个月内，可以达到治愈。这是因为初发的白斑，人体酪氨酸酶的活性降低的不太严重，而且皮损内尚存有未完全破坏的黑色素细胞，我们称之为“不完全性白斑”，此时及早治疗，可望更快更好的改善血液循环，调节脏腑功能，提高机体免疫，激活酪氨酸酶活性，修复受损黑色素细胞。而病程超过一年，疗程则相应的延长，病程数年甚至数十年者，由于酪氨酸酶活性下降太多，黑色素细胞破坏严重，甚至毛囊内的黑素细胞也消失，治疗难度加大。

（2）坚持治疗：正在治疗中的白癜风患者秋冬天不能随意中断治疗，白癜风是一种慢性皮肤疾病，治疗有一定的连贯性，不能治治停停，如果患者秋冬天随意中断治疗，患者脏腑功能还没调节正常，血液中的自由基没有清除干净，酪氨酸酶活性还没有真正激活，停止治疗可能会导致病情复发。

已经经过春夏季治疗的部分患者，白癜风的病情已经得到了一定程度的控制，酪氨酸酶活性有所提高，受损的黑素细胞得到一定程度的恢复。如果秋冬天随意停止治疗，会导致前期的治疗结果功亏一篑。甚至出现病情的反复、加重，增加治疗的难度。

（七）白癜风与内脏疾病有关吗

“白癜风与内脏疾病有关吗？”在临床，经常会遇到这样的情况，有些患者来就诊时，经常会提出这样的问题，并

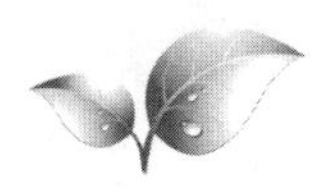

为此担忧、顾虑、寝食不安。中医学也指出大多数疾病的发生都与内脏的失和有关。

经研究发现，白癜风患者有的伴发胃及十二指肠溃疡、慢性胃炎、胃窦炎、肾小球肾炎、肝炎、高血压、结核病、糖尿病等内脏疾病。白癜风与这些疾病的具体发病关系尚不清楚，但从这些伴发的疾病来看，以胃肠道疾病为多，特别是胃溃疡病。溃疡病的发生与精神神经因素有较明确的关系，而精神神经因素也可能是白癜风的发病原因之一。不过，白癜风患者由于肝肾等内脏出现损害，影响到了对营养物质的吸收以及血液循环的进行，导致皮肤无法吸收到足够的养分，最终导致病变。由以上可知，白癜风更多表现为对皮肤的损害，对内脏几乎没有损伤，但是内脏的损伤会影响到白癜风的发展。

因此，我们也可以认为白癜风对内脏影响不大，对健康也没太大影响，甚至不会影响人的生理活动，但是如果人体脏腑功能失调，导致机体内环境失去平衡，诱发免疫机能下降、内分泌紊乱等情况，可直接或者间接影响酪氨酸酶活性，使表皮黑色素细胞失去濡养，影响表皮代谢，加剧白癜风病情。所以，防治白癜风一定要从整体考虑与把握。

（八）白癜风是血液有病吗

经常有人会问：“白癜风是血液有病？”对这个问题应

该从以下几个方面来回答。

1. 白癜风的发病源于血液

大量医学临床研究表明，白癜风的发病源于血液，根本在于脏腑。人体脏腑功能失衡会引发免疫机能下降，微量元素铜离子缺乏，内分泌紊乱，并在血液中产生大量毒素自由基。致使酪氨酸酶代谢失调，人体酪氨酸酶活性下降甚至丧失，无法正常氧化分解黑色素所能吸收的营养，黑色素细胞大量休眠、凋亡，不能持续、正常分泌黑色素，白斑形成并不断扩散。

白癜风的发病机制复杂，很多学者对白癜风患者血液中相关物质进行了深入研究。我们根据白癜风的临床分型，对资料完整的门诊及住院患者进行临床分析、实验室检测，结果发现不同类型的白癜风患者抗黑色素细胞lgG、lgM抗体，内皮素-1，抗酪氨酸酶抗体，sIL-2R，外周血CD3、CD4细胞数，CD4/CD8比值，β-微球蛋白，铜、锌的检测，超氧歧化酶，铜蓝蛋白等有明显的变化。通过针对患者的血液予以治疗和调整，两个疗程后对所有的患者进行检测，所有指标改善明显，有的指标恢复正常，提示我们白癜风的发病与免疫有关。

2. 抗酪氨酸酶抗体

人体酪氨酸酶的活性与白癜风的形成有着至关重要的关系。研究发现部分白癜风患者血清中有酪氨酸酶抗体，且与白癜风临床类型和分期密切相关，提示自身免疫性白癜风发

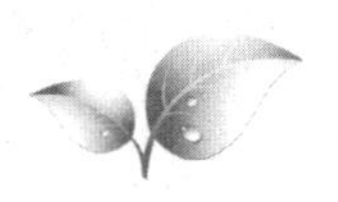

病机制与酪氨酸酶抗体水平有关，为其免疫治疗提供依据。酪氨酸酶抗体可以作为白癜风活动性的一个指标。酪氨酸酶催化酪氨酸转化为多巴，是黑色素生成过程中的关键酶。可溶性细胞间黏附分子l（sl CAM-1 ）是黏附分子家族中的重要成员，属免疫球蛋白超家族，参与淋巴细胞的活化和迁移及某些细胞的分化发育等。早期大量的T淋巴细胞浸润与白癜风的发病有重要联系。有学者检测了96例白癜风患者血清抗酪氨酸酶lgG、lgM抗体和40例白癜风患者血清sI CA M-1水平，探讨其与白癜风活动性的关系。其最终的研究结果表明白癜风患者血清中存在抗黑色素细胞lgG、lgM抗体，且进展期阳性率明显高于稳定期，提示血清酪氨酸酶抗体滴度与白癜风活动性和严重程度密切相关。此研究结果还显示，白癜风患者血清中抗酪氨酸酶lgG、lgM抗体滴度与抗黑色素细胞lgG、lgM抗体阳性均呈正相关。这些抗体可反映出黑色素细胞被破坏的程度即疾病的活动性。

3. 体液免疫

研究显示，白癜风发病主要涉及体液免疫。有些学者检测19例发展期白癜风患者和15例稳定期患者血清中抗黑色素细胞抗体，阳性率分别为79% 和27%，其中发展期有10例，抗体滴度高于1B50。也有学者在儿童白癜风患者血清中发现了抗黑色素细胞的自身抗体，阳性率为76%，且部分存在高滴度，说明抗黑色素细胞抗体滴度与疾病的活动性相平行。又有研究发现，寻常型白癜风患者外周血抗黑色素细胞lgG、lgM

抗体水平显著增高，这些抗体可以通过补体选择性地损伤体外培养的黑色素细胞。其他学者的研究也发现，寻常型白癜风患者血清免疫球蛋白lgG、lgA、lgM 均显著高于正常对照，而补体C3、C4 显著低于正常对照，推测白癜风患者可能存在体液免疫功能亢进。随着对抗黑色素细胞抗体的研究，对其抗原也进一步得到认识，现已明确包括胞质抗原和胞膜抗原，抗原抗体结合，通过免疫复合物介导产生一系列免疫反应。

（八）环境污染对白癜风的影响

环境污染对白癜风病情有很大的影响，能够造成白癜风的严重扩散，近几年白癜风发病率不断升高，这其中一大幕后推手就是大环境下的环境污染。那么，哪些污染影响白癜风病情呢？

1. 农业污染

现在的很多食品比如人们常吃的蔬菜、肉类等，都是用了大量的化学药品和生长激素，这些物质会残留在农产品中及家禽体内，人们食用后给人体健康造成很大的伤害。如何降低有害物质的摄入呢？蔬菜、水果应洗净再食用，以降低农药残留；不食用重金属盐超标食品如含汞、铅等重金属盐超标食品。

2. 工业污染

目前而言，工业污染主要是工业排污、汽车尾气、废

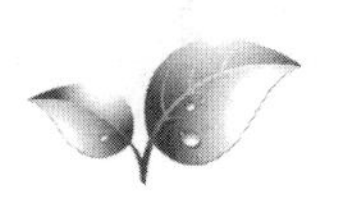

旧电池等造成的污染，如二氧化硫、强酸、强碱、铅、砷、汞、苯、酚等化学或重金属毒物，这些都含有对人体有害的物质。这些有害物质能致人体急性或慢性中毒，也可以直接或间接给人体组织器官造成损伤。那么，如何减少自呼吸道进入的有害物质呢？我们应尽最大的努力选择空气清新的居住环境，锻炼时不要在马路边或烟雾尘埃大的地方，等等。

3. 房屋装修污染

近年来，随着人们生活水平的提高，越来越重视住宅的装修。然而装修材料中含有甲醛、氨气、苯等系列物，其中地面砖、大理石中还含有放射性物质，对人体的各个器官都能够造成比较大的伤害。因此，新装修的房子最好经过3个月以上的完全通风干燥后再居住，以减少有害物质的侵害。生活中要避免接触化学工业原料，特别是手部，比如油漆涂料、沥青、酚类化学构成物质等，接触化学原料的工作要做好事先防备。

4. 紫外线污染

近年来，人们发现大气层出现了很多漏洞，这是因为大量排放的氟类制冷剂破坏了大气层中的臭氧层，导致过量的紫外线照射到地表面。紫外线具有很强的杀伤力，会对人体造成伤害。为此，我们要降低紫外线的普照，因为紫外线普照过久会影响黑色素细胞过度消耗，尤其是白癜风患者，出门在外一定要做好防晒措施。

环境问题对白癜风患者造成的影响是多方面的，因此白癜风患者要尽可能地避免环境污染带来的不利影响，做好自我保护。

（九）精神因素是诱发白癜风的因素之一

现代生活节奏之快使部分人心理负担过重，例如机关工作人员，因人际关系及升迁而思虑过度；经商者，每遇到生意不佳而焦虑；也有一些人因为家庭压力而郁闷不已。一些人心胸虽然宽广，心理承受能力很强，但遇到突发事件的巨大打击，超出心理承受限度，也会苦闷不已，这些都有可能引发白癜风。多项研究表明，精神紧张和心理压力过大造成的机体应激反应，可能会对白癜风的发病和病情产生一定的影响。俗话说："愁一愁白了头"，是有一定道理的。临床中可见部分白癜风患者的皮损发生在精神紧张和负面生活事件之后，支持心理压力过大可引起皮肤乃至毛发褪色的理论。有统计显示，2/3的白癜风病例病情加重与精神紧张、心理压力过大、情绪低落、心情抑郁、思虑过度、悲观失望、睡眠障碍、负性生活危机等有关。

临床资料显示，很多患上白癜风的患者都会有社交恐惧症，这是因为他们在和人交流时，害怕被别人拒绝，他们对自己的外貌没有信心，给自己造成很大的精神压力。

对于很多白癜风患者来说，精神因素对白癜风患者的神经系统、内分泌系统以及免疫系统都有很明显的影响。当今社

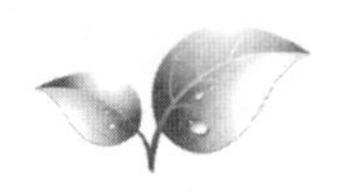

会，很多人都会觉得有压力，尤其是生活在大城市的人，精神压力很大，重压之下，很多人的精神都会变得萎靡不振，不良的情绪使人颓唐沮丧、疾病丛生，长期的心理压力和精神过度紧张，很容易导致机体内分泌失调，免疫功能紊乱而发病。

白癜风的发病和精神的起伏关系十分密切，精神的好坏也能影响白癜风的发病。

精神因素诱发白癜风可能存在2个途径。

一是酪氨酸的生化代谢途径。从组织发生学上来讲，色素细胞与神经细胞都为外胚叶的衍生物。色素细胞利用酪氨酸合成黑色素，神经细胞利用酪氨酸合成儿茶酚胺类。儿茶酚与多巴在结构上相似。当精神紧张时，交感神经兴奋，儿茶酚胺合成增多，对黑色素合成构成竞争性抑制。

二是神经、内分泌和免疫通路。医学心理学过去将其划分为神经、内分泌与免疫3条途径，但近年来心理神经—内分泌学及心理神经—免疫学的发展完全证实这三者是一个整体。近代研究证明，心理应激能够影响中枢神经系统和免疫系统之间的相互作用，这部分是通过激素和神经肽来实现的。而白癜风患者往往伴有不同的内分泌紊乱和免疫功能失调，因此推测精神因素诱发白癜风，可能是通过神经—内分泌系统而引起免疫系统紊乱所致。

很多白癜风患者在治疗时也很有压力，在治疗时，白癜风患者一定要保持积极乐观的心态，坚持治疗，持之以恒，同时，在日常生活中，也要做好白癜风的保健。只有这样，白癜风患者才会早日摆脱白癜风的困扰。

事实上，患上白癜风并不可怕，关键是要及时治疗，并且年龄越小，面积越小，治疗效果越好。

三、白癜风的影响

（一）白癜风会引发肿瘤吗

肿瘤的发生和白癜风并没有什么直接的联系，只有白癜风患者体内伴随着一些别的病变，才会有可能导致白癜风与肿瘤并发。白癜风是一种原发性脱色素性病变，而肿瘤则是细胞分裂过度旺盛、组织异常增殖的结果，两者的病理表现也截然不同，单从病理来讲是两种不同的疾病，因此白癜风完全不同于肿瘤。但某些免疫系统的肿瘤，如多发性骨髓瘤、淋巴肉瘤、胸腺瘤患者可出现泛发性白癜风，而白癜风患者也可存在一些免疫功能紊乱，甚至伴发免疫系统的原发疾病，故而提示白癜风与免疫系统疾病是有一定关系的。

一些脑部肿瘤患者也是可以并发白癜风的，常见于额部，从这一方面可以看出，白癜风疾病和肿瘤之间可能有着一定的关联，但并没有明确的关系。值得一提的是，恶性黑色素瘤与白癜风的确有着奇妙的关系：有10%~20%恶性黑色

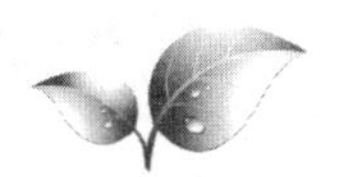

素瘤患者合并白癜风，当白癜风症状出现后，恶性黑色素瘤均已发生转移。让人觉得更不可思议的是，当恶性黑色素瘤发生转移时，没有伴发白癜风的患者平均存活年限比较短，通常不到1年，而伴有白癜风的患者大多存活的时间比较长，可以存活4~5年，有的存活20年甚至更长的时间。

恶性黑色素瘤伴发白癜风者有以下几种情况。

（1）在恶性黑色素瘤中央出现白斑。

（2）在肿瘤周围形成白晕。

（3）切除肿瘤后全身出现多发性晕痣、泛发性白斑。

（4）手术瘢痕处出现白斑、眼球壁色素膜炎、头发变白等。

单纯性白癜风并不影响健康，上述伴发肿瘤的白癜风是极少数，其对生命的危害程度也视肿瘤的性质而定。例如，恶性黑色素瘤是一种极恶性的肿瘤，但是伴发白癜风后却能增强机体对恶性肿瘤的抵抗力，延长患者的生命。

白癜风给我们的生活带来了很多的痛苦和不便，所以当我们患有白癜风后，一定要及早到医院检查治疗，这样对于健康才会有更好的保证。否则，很可能会威胁到患者的健康，并且会发生一些别的并发症，如银屑病、斑秃等症状，所以白癜风的治疗一定不可疏忽大意。

（二）白癜风会影响视力吗

眼睛内也有黑色素细胞的分布，白癜风皮肤黑色素细胞的减少，必然会引起一些病变，那么，有些白癜风患者就会有这样的疑问：白癜风是否会影响视力？白癜风影响形象已经是一件很痛苦的事情了，白癜风再影响视力，这就更让人痛苦了。

据统计，有50%左右的白癜风患者会有脉络膜—视网膜炎、眼葡萄膜萎缩。眼内病变尚有视盘旁萎缩、视网膜变狭与骨针形成。白癜风患者的眼部病变，以眼周色素脱失最常见，也可见瞳孔周色素缘的虹膜透照缺损。不过，白癜风的眼病一般不影响视力，这是由于白癜风眼部破坏性损害大多数局限在周围而不靠近角膜的原因。

眼内黑色素细胞分布在视网膜色素上皮、巩膜之间的脉络膜等处。色素上皮受到损伤、破坏时，视网膜可呈虎斑状。在白癜风患者的视网膜异常中多为局灶性色素增多，约占1/4，而正常人只是偶见此情况。脉络膜是色素细胞、毛细血管的外层，在其受损伤或因病变破坏时，可导致胶质细胞反应性增生，而呈黄色病变。有一部分白癜风患者会伴视网膜上皮脱色，其中大部分白癜风患者为轻度、局限性病变，也有一些患者会出现广泛性扇形、地图状视网膜上皮萎缩。约25%患者伴有视网膜上皮脱色的白癜风患者有夜盲现象。其余患者没有任何主观感觉。

白癜风的紫外线治疗方法也可能会损害视力，如不留意防护可引起白内障等。所以，白癜风患者在进行紫外线治疗的时候一定要注意爱护眼睛，尽量减少照射时间。

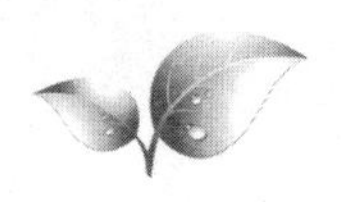

（三）性病与白癜风有什么关系

我们都知道白癜风治疗起来有一定的难度，主要是因为它的病因多是皮肤黑色素细胞过度缺失而导致的，而性病是通过性行为或类似行为引起的疾病。那么，性病与白癜风之间有着怎样的关系呢？

很多人会将性病跟白癜风混淆在一起，这主要是因为梅毒的发生会伴有白癜风症状的出现。不过，梅毒白斑并非白癜风，性生活对白癜风也没有什么直接的影响，患者无须担忧。可以认为性病与白癜风没有什么关系。正如系统性疾病伴发白斑与白癜风的关系一样，白斑仅是原发疾病梅毒的一个症状，两者之间没有必然的联系，是两种不同的疾病。梅毒是性病的一种，梅毒性白斑是二期梅毒疹的一种表现，表现为多发性、呈甲片大小的白斑，边界不清，白斑局限于颈、肩胛等部位，其脱色程度不如本病明显，色调也不鲜艳。

（四）白癜风患者能否结婚、生子

白癜风患者能结婚吗？本来患有白癜风的人心理压力就很大，缺乏自信，再加上人们对白癜风的害怕心理，导致感情出现裂痕。譬如我们身边也会遇到这种情况，热恋中的青年男女，一旦发现对方患了白癜风，爱情之火就会迅速熄灭。这不只是个人原因，也有不少人屈服于家庭和亲友的压力，他们认为白癜风患者不易结婚生子，生怕后代也会患上白癜风。其实，这是对白癜风认识不够全面所造成的一种误解。

虽有研究认为白癜风有一定的遗传性，但是并不代表父母患有白癜风，一定就会遗传给孩子。

遗传仅是白癜风发病的其中一个因素，此外，环境因素相比于遗传因素，对白癜风的发病更重要。我们的生活方式、工作环境、学习环境、饮食习惯、精神状态及空气、水源等都有可能引发白癜风。一般情况下，必须在遗传因素和环境因素都具备的条件下才会发病。所以，即使存在遗传因素，但只要杜绝环境因素的影响，也可以阻止白癜风的发病，更何况遗传因素与环境因素又因人而异。

值得注意的是，白癜风患者的子女应尽早注意饮食习惯，生活、学习劳逸结合，避免阳光暴晒，保持心情愉悦，这样就能够大大降低白癜风的发病概率了。

（五）白癜风会不会影响患者心理健康

白癜风是一种常见的皮肤顽疾，难治疗，易复发。虽然说白癜风这种皮肤疾病给患者的身体带来的直接痛苦很少，但是因为此病会在身体上显现出一块一块的白斑，给患者的心理带来严重的伤害，以至于有些患者连性格都变了。由于社会上人们普遍缺乏白癜风科普知识，认为白癜风会传

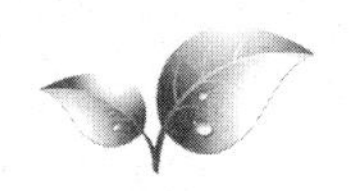

染，因此使患者生活质量受影响，往往难以正确对待和处理疾病，造成有些白癜风患者往往不敢随便和人交流，患上社交恐惧症。他们往往有明显的自卑心理，社交困难，感到害羞、烦躁，害怕被人议论。

那么，白癜风患者具体有哪些心理上的问题呢？

（1）有些患者患病后羞于见人，性格逐渐变得孤僻，并且往往使一些正常人对患者产生厌恶及躲避心理，使患者感到自卑，从精神上受到严重创伤。

（2）白癜风严重影响患者美观，使患者背上沉重的精神负担，给社交、学习、就业、婚姻带来极大影响。

（3）患者对白癜风的发生、发展了解不多，一旦经过几次用药未获明显疗效，就更会灰心丧气，而这些又将反过来影响白癜风的治疗效果。而且许多人得了白癜风后不能正确认识，往往出现悲观、消沉、紧张、抑郁、沮丧、恐惧等情况。

（4）有相当一部分患者都经历过多次、多种方法治疗，但是疗效甚微，甚至治好了，一段时间后白斑又出现了，这就导致他们出现悲观、失望、抑郁、偏执等心态，缺乏自信，对新的治疗方法和技术不再乐观接受。

（5）有些人缺乏对白癜风的正确认识，认为白癜风会传染，会下意识地躲避。其实，白癜风是一种局部色素脱失性皮肤病，并没有传染性，但是如果白斑出现在比较显眼的部位，如脸上、脖子上，会给周围人群留下不好的感觉，这就会让人担心会传染自己而躲避，这些反应对比较敏感的患者来说，会造成比较严重的心理伤害，甚至会加重病情。

综上所述，我们知道了影响白癜风患者心理健康的因素，良好的心态对疾病的康复有很重要的治疗作用。所以，在对白癜风进行病理治疗的同时，我们同样需要释放和缓解精神压力，对白癜风要做到身心同治。

四、白癜风的治疗

（一）白癜风可以治愈吗

白癜风是一种慢性皮肤疾病，治疗需要一定的时间。但是由于过去医疗卫生条件差，对白癜风研究认识不够，以及不少患者病急乱投医，未能及时接受科学规范治疗，导致很多人认为得了白癜风就很难治好了。其实随着现代医学的发展，对白癜风的研究有了较大进步，目前通过科学规范治疗，白癜风并非不治之症。

但必须明确这样一点，白癜风作为一种发病机制复杂、症状多样的慢性皮肤疾病，只简单采用一种药物或者技术是很难解决根本性问题的。近年来中西医结合治疗白癜风展现出了较为广阔的前景，众多医家采用综合性方法治疗白癜

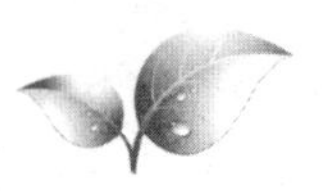

风，无论在理论上还是在临床上都取得了一定的进展。

总体上来说，目前临床上治疗白癜风的手段有很多。但无论选择哪种方法，都应遵循以下几个治疗原则：

一是及早发现及早治疗：白癜风治疗应争取确诊后尽早治。这是因为初发的白斑，酪氨酸酶的活性降低的不太严重，而且皮损内尚存有未完全破坏的黑色素细胞，此时及早治疗，可望更快更好的改善血液循环，调节脏腑功能，提高机体免疫，激活酪氨酸酶活性，修复受损黑色素细胞。

二是重视前期诊断、制定个性化方案：在治疗前应为患者科学与细致检测，以明确白癜风的发病诱因，发病周期，正确地分期分型治疗。

三是同步整体治疗：应突破传统单纯从表皮和色素治疗的观念，针对源头血液和脏腑进行同步整治疗，调整免疫，改善血液循环，恢复机体内环境平衡，纠正诱发因素以促使白斑复色，达到从根源上治疗的目的。

（二）白癜风治愈后会复发吗

患者在治好白癜风的同时，都会有这样的担心：白癜风这种病治好了，还会复发吗？ 一般来说，白癜风患者治愈后多注意生活习惯，不会复发的。白癜风的反复发作多数是与下列不科学规范治疗有关。

（1）没能找到白癜风的真正致病根源在血液和脏腑，仅停留在色素治疗阶段。传统治疗都是从白癜风的表面症状入手，没有从根源血液和脏腑治疗，没有考虑到只有激活酪氨酸酶的活性，催化色体在酪氨酸酶反应下产生黑色素细胞所需营养，促成黑色素大量自然生成，并同步调理脏腑，提高免疫，才是治疗白癜风的根本。

（2）传统的白癜风诊疗方式单纯观察外观、凭经验诊疗判断用药，不能对酪氨酸酶、机体免疫等进行细致科学的检测，更无法全面了解白癜风病情发展程度和判断治疗预期效果，从而不能有效指导治疗方案，很容易导致白癜风的盲目性治疗，甚至出现误诊、误治。

（3）传统的白癜风治疗方法具有一定的局限性，无法直接作用于血液，激活酪氨酸酶活性，并改善血液微循环，从而导致其疗效低，效果差。不仅如此，有些传统治疗手段还存在副作用大、风险性高等问题。例如，有些患者尝试过一些毫无科学根据的偏方，导致白癜风迅速大面积扩展，并反复发作。

（4）与患者的自身因素有关。比如不坚持治疗、频繁更换治疗方法、不注意护理等。白癜风并非“不死的癌症”，得了白癜风并不可怕，可怕的是失去了治疗的信心。白癜风患者只有选择正规的医院，做到早发现、早诊断，从白癜风的致病源头血液和根本脏腑入手科学规范治疗，才能早日摆脱白癜风的困扰！

除了合理的治疗外，白癜风患者做适量运动也对病情是

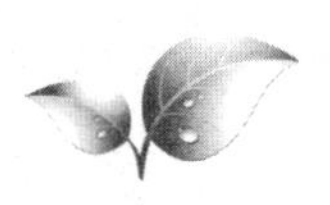

有好处的；应尽量避免汗后阳光暴晒、受风；避免长期处于潮湿的环境中；夏天使用风扇、空调前应将汗水擦干；不吃或少吃辛辣等刺激性食物和富含维生素C的食物；在平时保持良好的精神状态，心气平和，减少忧虑，注意劳逸结合，养成良好的生活习惯。

总之，白癜风患者要保持乐观的心情，端正自己的态度，树立足够的信心，尽量避免引发白癜风发作的因素，才能更好地恢复。

（三）为何白癜风患者不能中止治疗或者放弃治疗

治病一定要治根，不能“头痛医头，脚痛医脚”，只做表面文章，做无用功，劳民伤财。白癜风致病根源在血液和脏腑，想治好白癜风就得从血液和脏腑治起，其实这也和治沙栽树一样，如果不能改善土壤，不能减少水土流失，不给树木浇水施肥，单纯栽树是栽不活的。治疗白癜风也是如此，如果仅停留在皮肤表皮色素治疗阶段，没有认识到白癜风的根源在血液和脏腑，不去激活酪氨酸酶的活性，不去调理脏腑，白癜风是治不好的，这也是白癜风久治不愈的原因。

白癜风的治疗一定要有针对性，而且要坚持治疗，不能随意中止治疗。有些患者之所以停止或放弃治疗，除了与医疗费用有关外，很大程度上基于患者之前一直缺乏科学规范治疗，对治疗失去了信心。现在随着中西医结合治疗白癜风的进步，通过从血液和脏腑同步整体个性化治疗，取得了较为理想的治疗效果。临床上很多白癜风患者起初比较消沉，但随着治疗的开展、看到治疗效果后，患者的心情也随之好转，开始配合医生治疗。

（四）为什么不宜疗程未结束就随便更换新药物

有很多白癜风患者在用药一段时间后，发现没有明显效果，就想换新药。这种做法是不可取的。

白癜风是一种慢性皮肤病，病程比较长。要判断一种治疗药物是否真的有效，要经过一定时间的观察。但是在治疗过程中，有些患者由于治疗心切，总想着能快点治好，也有一些患者在治疗过程中听说有所谓的“特效”药，在还没完成当前的治疗疗程时，便随意更换治疗药物甚至中断治疗。这种做法是不可取的。不利于病情的恢复。究其原因，有以下两种。

（1）任何一种治疗白癜风的疗法或药物，在开始使用时都有一定的试探性。

（2）白癜风治疗时间较长，治疗白癜风的药物多数都在疗程的后期出现疗效，贸然中断治疗或换用其他治疗药物势必影响疗效。一旦新换的药物治疗无效甚至变得更严重，很容易影响患者治疗的信心。因此，疗程未结束就随便更换治

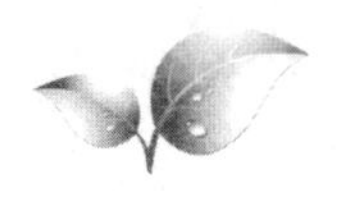

疗药物的做法是不可取的。

在白癜风的治疗过程中，一定要有耐心，保持愉快的心情，去正规的医院治疗，配合医生治疗，不要擅自更换药物。

（五）白癜风外涂药需要注意什么

白癜风是一种因黑色素脱失和白斑形成为特征的色素障碍性皮肤病。在黑色素的生成、移动与降解过程中，任何一个环节发生障碍均可影响其代谢，导致皮肤颜色变化。因此，白癜风患者一定要及时治疗，谨遵医嘱，不要接受不正规的治疗，不要乱用药，尤其是外涂药，使用更要慎重！

有些细心人会发现：白癜风的发生、发展常与涂抹某些刺激性大的药物有很大关系。例如，外用补骨脂酊、氮剂药水、白斑涂剂等药物都有可能引起皮炎，有些患者也有可能会因为接触性皮炎的发生导致白斑不断扩大，病情加剧。在白癜风病情发展阶段，患者佩戴胸罩、腰（裤）带等部位的皮肤也可能会出现白斑，因此，在进展期要尽量避免使用刺激性强的外用药物。

使用外涂药，我们要注意在患处涂药以微红不肿为度；如果红肿，要等到炎症消退后再使用，也可以适当减少涂药次数和涂药时间来减轻反应。白癜风患者应穿宽松衣裤，尽量避免穿紧身衣裤，减少因摩擦损伤皮肤而继发白斑的概率，给治疗增加困难。

（六）冬天治疗白癜风的重要性

俗话说，“冬病夏治”效果最好，殊不知，对于有些病来说，“夏病冬治”也有很好的治疗效果。在很多地方，冬季成为治疗白癜风的旺季，许多人都希望通过这个冬季的治疗来换取来年夏季的健康。

据医书载，冬天阳气敛藏，气血不畅，皮肤比较干燥，毛孔闭塞。这个时候最适合“夏病冬治，夏病冬防”。“夏病冬治”意思是说，夏天会出的毛病在冬天医治，能够收到不错的效果。白癜风的治疗就是如此。

那么，白癜风为什么要“夏病冬治”呢？

（1）夏天比较炎热，会导致很多疾病病情加重，而会加重的疾病多为阴虚实热的病。白癜风、白斑等疾病与实热或湿热有关，因此应在冬天加紧救治和保养，会收到不错的治疗效果。而寒冬季节，万物封藏，皮肤性疾病在冬天抓紧治疗，小病比较容易治愈，重病容易减轻。

（2）冬季天气比较寒冷、空气干燥，细菌活性受到限制，这也有利于皮肤病的防治。

（3）冬季来临，舒适度也增加，无论是手术治疗还是药物治疗，都能起到事半功倍的效果。

不过，“夏病冬治”并不是简单的在冬天治疗就行了，还有以下注意事项。

（1）严寒之冬，白癜风患者要注意自身皮肤的保养，这

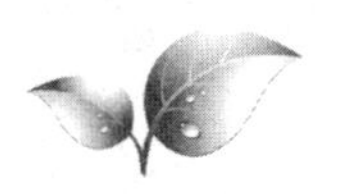

对病情的痊愈是至关重要的。冬天气温低，比较寒冷，空气干燥，很容易导致皮肤也比较干燥，白癜风患者要做好日常皮肤的保养，让皮肤保持滋润，科学洗浴。白癜风患者冬天洗浴要牢记4点：不要太勤、不要水过烫、不要揉搓过重、不要用碱性过强的肥皂，尤其是洗白斑部位的时候，切记不可太用力，动作要轻柔，以免擦伤皮损部位。

（2）冬季放松治疗白癜风的做法不可取，应该积极治疗，白癜风放任不治有可能会诱发其他皮肤疾病，但是，这不是白癜风本身引起的疾病，而是因为它的免疫系统过度活跃，其免疫系统会攻击本身的黑色素细胞，所以可能会引发其他疾病。

（3）“夏病冬治”也是有原则、有方法、有讲究的，治疗要有针对性。白癜风疾病发病原因是非常复杂的，涉及黑色素、免疫能力、皮囊组织、内分泌、神经、血液循环、淋巴等系统和自己独特的皮下组织器官，治疗方案也要有针对性，不仅要考虑对于皮肤组织的伤害，还要考虑其他系统的辨证施治，否则，没有专业设备、专业人才、专业技术、专业研究，“夏病冬治”也是没有多大效果的。

（4）除了要找到正规的医院治疗以外，冬季白癜风患者也应该注意强身健体。

（5）环境问题如潮湿、淋雨、风寒、暴晒等，均有可能诱发白癜风，所以白癜风患者应选择干爽、温暖的环境居住。

（6）防止感染：冻疮、烫伤等外伤均有可能导致白癜风，所以白癜风患者要注意冷暖，沐浴时水温不要太高。

（7）巩固治疗：白癜风患者临床痊愈后，其免疫能力及微循环障碍方面仍未恢复正常，所以在临床痊愈即白斑完全消失后，应再巩固一个疗程，这样才可以使白癜风离我们远远的。

（8）注意心情：白癜风患者在平时保持良好的精神状态也很重要，保持心气平和，减少忧思，不要过于劳累、焦虑、紧张、郁闷，因为这些心情都有可能会激发本病，因此要避免恣情纵欲，加强体质锻炼，少摄入刺激性食物，少用维生素C、激素类药物治疗，以健康的心态配合白癜风疾病的治疗。

五、特殊人群得了白癜风怎么办

（一）孩子得了白癜风，家长该怎么办

当今社会，生活节奏加快，人们的生活压力越来越大，有许多人由于生活没有规律或是过于忙碌而给身体带来了很多危害，各种疾病接踵而来，尤其是白癜风。近年来白癜风患者人数不断增长，其中，患有白癜风的孩子也占有很大的

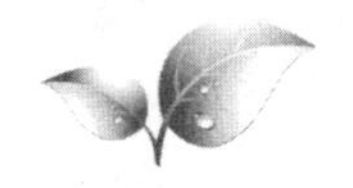

比例。那么，孩子得了白癜风，家长又该怎么办呢？该如何避免小儿白癜风的发生呢？

1. 精神因素

白癜风在美容学中被称为损容性疾病，特别是发于头面部、颈部等暴露部位的皮损与正常肤色形成强烈的色差，导致皮肤色泽不协调，给患者造成了很大的心理压力，他们害怕受到歧视，变得越来越敏感，抑郁、惧怕、焦虑也随之而来，不同年龄段白癜风患儿受其影响程度不同，因此其治疗也不同。

2. 物理因素

儿童白癜风除了心理因素外，发病较多的因素就是外伤了。儿童好动，正是喜欢玩儿的时候，于是各种物理、化学和生物因素的损伤都有可能发生，继而可能诱发同形反应，同形反应是促进白癜风发展的因素，特别是处于早期进展期的白癜风患儿易发生同形反应。对于一些患儿，外伤是直接诱发因素，外伤后皮肤神经结构功能发生改变，从而神经介质增多，酪氨酸酶消耗增多，黑色素合成减少，就会诱发白癜风。

3. 小食品

现在，人们的生活水平逐渐提高，各种食品充斥市场，尤其花花绿绿的儿童食品，对儿童更是具有诱惑力，儿童大都偏食，不按时吃饭、吃小食品和各种饮料，很多小食品及饮料都含有添加剂，对儿童的身体发育和健康有很大的影响，其原因是：

（1）小食品容易干扰儿童正常饮食规律：小食品香甜可口，儿童将其作为零食食用，久之则不能按时正常用餐，打乱了正常饮食规律，不利于白癜风儿童病情康复。

（2）小食品久用伤脾胃：小食品饮料多含有糖分，属于甜味食品，中医认为久用甘甜之品会导致胃热积滞、食欲下降，甚至厌食、偏食。长期偏食会导致营养不良，儿童正是长身体的时期，如果营养素摄入不足，就会使免疫力下降，影响身体正常发育，同时也会导致许多疾病的发生，加重白癜风病情。

（3）小食品中含有各种添加剂：有些黑心商人为了谋取暴利，生产一些不符合卫生标准的小食品，比如在小食品中添加化学添加剂，如染色剂、防腐剂、甜味剂等都会给儿童身体造成直接伤害，使白癜风病情蔓延。

（4）“三无”小食品泛滥：有一些“三无”产品，生产日期和保质期都没有具体标识，儿童吃进去会引起食物中毒或消化不良，很容易给儿童身体造成伤害，给白癜风儿童治疗增加困难。

小食品吃多了，正常餐就不想吃，而不按时吃饭，体内就会缺少微量元素。微量元素是参与机体新陈代谢中间环节的活性物质，如铜、锌、硒、碘等。这些微量元素会直接参与黑色素细胞的合成，还有保护黑色素细胞免受重金属毒物损伤的作用。研究证明，微量元素缺乏和比例失调都可导致

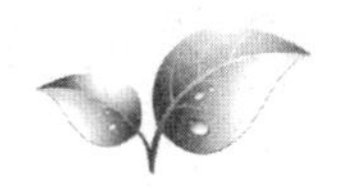

黑色素细胞合成障碍。因此，儿童一定要控制进食小食品的量，尽量少吃或不吃。尤其是白癜风儿童，更要远离“垃圾食品”。

另外，研究者发现，一些有毒物质被吸收进机体后，能够通过抑制体内某些酶的活性而使黑色素细胞合成障碍，也可能会对黑色素细胞直接造成损伤，继而增大了白癜风的发病概率。从目前各国发病率可以看出，环境和食品的污染与本病有较大关系，人口密度高和发展中国家发病率高，发病率最高的是印度，其次是中国和日本，西方发达国家发病率较低。我国各重工业城市、石油产区、沿海地区发病率明显偏高。

4. 热毒症

热毒即由热引起的毒素。我们常说“冷生疼、热生毒”，就是这个道理。因此，热也是儿童白癜风的病因之一。很多家长觉得应该让孩子吃热的、喝热的，如热奶粉等，这样对身体好，却不知道这种热却害了孩子。所以，希望儿童白癜风的病因能引起家长们的重视，不要总是让孩子喝热的东西，适当喝点儿凉的对孩子的身体反而有好处。

一旦发现孩子得了白癜风，家长应该这样做：

（1）早发现、早治疗：发现白斑，早发现、早诊断、早治疗，是尽早康复的前提。因此，家长要提高警惕，以免延误病情及治疗最佳时期。

（2）合理用药，避免盲目治疗：发现孩子身上出现了白癜风白斑，有些家长就会给孩子选择一些药物，尤其是有些家长给孩子大剂量地用药。这种做法是不可取的，不仅不能治好白癜风，还有可能会对孩子的健康造成严重的危害。

（3）谨慎选择治疗机构：看白癜风的治疗效果，关键要选择好治疗机构。在求治过程中，要保持头脑清醒，不要病急乱投医，切勿轻信不良药物的宣传和偏方。这样既花费了钱财、消耗了精力，又浪费了时间，还会对病情造成严重影响。因此，要选择正规专业的医院进行科学规范的治疗。

（4）心理疏导，鼓励孩子战胜疾病：儿童白癜风患者在患病期间，学习、生活和社交方面都会受到严重的影响，心灵受到严重打击，从而变得自卑、自闭。家长要带孩子多做适量的运动，帮助孩子减轻精神压力，缓解紧张的情绪，保持乐观、积极、轻松的心态，帮助孩子树立自信心和自尊心，并且鼓励孩子交朋友，像正常人一样生活、学习，这对白癜风的治疗很有帮助。

（5）持续治疗，避免间断：白癜风的各种治疗方法均需较长时间才能产生疗效，治疗过程中不要操之过急，应耐心坚持用药。由于患儿对白癜风复杂的治疗措施较难接受和配合，尤其是外用疗法，很难每天坚持擦药，所以患儿亲属应耐心引导，妥善照料，坚持每天检查和督促用药，协助其正确涂擦患处，并帮助患儿掌握用药方法。

（6）注意食疗和防护：患病后应注意调整饮食结构，多食用高蛋白、高能量、B族维生素含量高的食品，适量补充

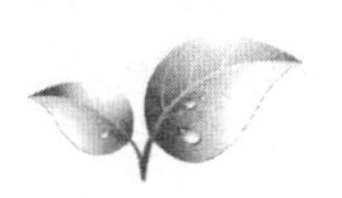

多种微量元素，少吃辛辣刺激性食物，病情进展期应忌食肥甘厚味之品和鱼腥海味，家长不要因溺爱而答应患儿食用的要求。

衣着宜宽松，避免皮肤反应。防止冻伤、外伤，摩擦等，避免外伤因素引发的白癜风。要加强身体锻炼，但不要过度劳累。要避免接触酸类化学物质和化肥、农药、柴机油等，特别是面部有病灶者，不能使用增白类化妆品。不要在强烈的阳光下暴晒，注意日常防护。

特别提醒白癜风儿童家长应多注意的是，儿童白癜风初期是治疗的最佳时期，家长应及时带孩子到正规的医院接受治疗，根据不同的发病原因让孩子接受不同的治疗方法。白癜风的类型也很多，不同的类型、不同的致病因素、不同的性质，使用的治疗方法不同。

（二）儿童白癜风与成人白癜风比较有什么特点

白癜风是一种原发性的色素障碍性皮肤病，它可以发生在任何年龄的人身上。近年来，白癜风的发病率呈明显上升趋势，儿童白癜风患者逐渐增多。

有研究表明，儿童白癜风中同形反应发生率为35.2%~42.5%，儿童白癜风发生率要比成人高，成人发生率为27.8%。在分型方面，儿童患者中泛发型发生率为33%~42%，这与成人患者大体一致。不过儿童节段型白癜风的发生率为

17%~29%，要比成年人高出很多，成年人为5%。其余类型发生率与成人类似。

在儿童白癜风中，女孩患者的比例较男孩高。晕痣（离心性后天性白斑）的伴发率为2. 5%~8. 5%，高于普通人群的0. 07%。节段型白斑的比例较成年白癜风患者高，外伤容易诱发白癜风的同形反应。儿童多好动，故平时应注意防护措施。

那么，儿童白癜风患者和成人白癜风患者相比有什么差异呢?

差异一：由于儿童在玩耍等活动中易受到外伤，所以膝、肘、胫、臂、手等处常常是儿童白癜风的始发部位，可能为同形反应机制。

差异二：由于儿童白癜风一般全身情况健康，因此与白癜风相关的自身免疫性疾病的发生明显少于成人白癜风，但自身抗体的出现频率高于正常儿童，与成人白癜风无显著性差异，从而提示患儿有发生自身免疫性疾病的可能。

此外，儿童白癜风伴发胃肠道功能紊乱较多，因此要格外注意饮食，不可过多食用“儿童小食品”。儿童正处在生长发育阶段，在年龄及发育上都有其特殊性，因此在治疗上存在的问题比成年人白癜风患者多得多，因此有些常规治疗并不适用于儿童，如糖皮质激素系统用药易产生系统或局部不良反应，故以单独外用糖皮质激素制剂为多，尽管全身光化疗法可用于12岁及以上儿童，局部光化学疗法可用于5岁及

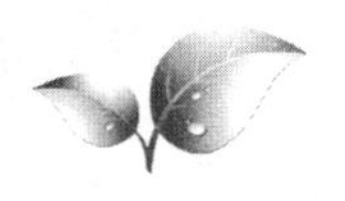

以上儿童，但其可行性及安全性还需要进一步研究。

（三）白癜风患儿饮食上该如何调理

儿童是一类特殊的群体，因为他们年纪比较小，身体各方面还没有发育成熟，但是他们也是白癜风发病较多的群体。作为家长，除了带孩子去正规白癜风医院治疗以外，还要重视孩子的饮食，合理而健康的饮食才能促进白癜风更好地治疗。

对于正处于生长期的儿童白癜风患者来说，合理搭配饮食是非常重要的。那么，白癜风患儿饮食如何调理呢？

1. 补充微量元素

白癜风属于常见多发的慢性皮肤疾病，是由于皮肤内黑色素脱失引起的，导致此病发病的原因众多，其中微量元素缺乏是一大主要原因，尤其是铜、铁、锌的缺乏。研究发现，小儿白癜风多和微量元素缺乏有关，铜、铁、锌等微量元素缺乏导致患者体内的酪氨酸酶活性不足，黑色素细胞受损，进而黑色素合成减少。因此，日常饮食中，家长应让孩子多吃一些富含酪氨酸以及微量元素的食物，如动物肝脏、瘦肉、新鲜蔬菜、坚果、蛋奶等，对于促进黑色素的合成、辅助治疗有很好的帮助。

2. 补钙

儿童白癜风容易造成儿童体内的钙物质大量流失，而钙对于儿童的生长发育十分重要，钙物质的跨膜流动和细胞内、外浓度状况和白癜风的发病机制有很大的关系。如果儿童体内钙离子平衡失常，会造成体内黑色素生成异常，这是白癜风的一个重要形成原因。

3. 少吃富含维生素C的食物

白癜风饮食中，忌口是一大主要环节，家长要多加注意，专家建议家长，日常要让孩子少吃或者不吃富含维生素C的食物，如西红柿、草莓、橘子等，以免维生素C阻断黑色素的合成，加重白癜风病情。

4. 饮品的选择

现今各种饮料层出不穷，儿童最喜爱的饮料多以碳酸饮料为主，还有咖啡等饮品。这些饮品中因含有过多的矿物质磷和咖啡因成分，这些成分会阻碍钙的吸收，从而影响儿童身高发育。因此应该选择果汁为主的，应该丰富，矿物质含量丰富的也不错。

5. 少吃甜食和零食

甜食、零食的营养价值不高，且多糖高热能，久食会造成营养不良，诱发疾患，影响儿童正常发育，故此父母对孩子的甜食、零食应限量甚至禁止，千万不要让甜食、零食成为儿童的“主食”。

6. 多吃颜色深的食物

日常饮食中，家长还可让孩子多吃一些外皮颜色较深的食物，如黑木耳、黑芝麻、桑葚、乌鸡等食物，对于补充黑

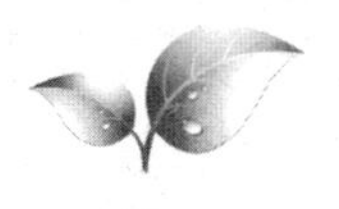

色素也有一定的帮助。

7. 忌辛辣等刺激性食物

对于辣椒等刺激性较大的食物，鱼虾、蟹、羊肉等发物和热性食物，家长要避免孩子食用，以免给孩子的身体造成刺激，甚至引发皮肤过敏现象，致使白斑扩散，阻碍治疗。

8. 养成良好的饮食习惯

家长还需引导孩子养成良好的饮食习惯，避免孩子偏食、厌食，以免导致身体营养物质不足，加重微量元素匮乏的情况，降低身体的免疫力，影响白癜风的治疗。绝大多数儿童白癜风患者都存在免疫力低下的症状，这跟偏食有非常大的关系，要想增强免疫力，儿童白癜风患者的饮食必须保证营养均衡补充，不可偏食、挑食。人体的健康发育需要各种营养物质，尤其是孩子正处于身体发育的关键时期，更应该避免营养不良。不少儿童白癜风患者偏食情况非常严重，而家长却总是迁就着孩子，导致非常多儿童白癜风患者的饮食存在一些较为严重的问题。由于偏食、厌食容易导致儿童营养不良，某些微量元素缺乏，影响黑色素细胞合成，最后形成白癜风。所以，过分迁就孩子，有时反而会害了孩子。

（四）孕妇患白癜风该如何治疗

孕妇患了白癜风患者应该如何治疗呢？

（1）孕妇患白癜风要到正规医院检查，向医生进行咨询，其次还要到妇产科医生那里咨询，在治疗方面一定要慎重。只有处理好治疗问题，宝宝才能健康地来到这个世界上。

（2）孕妇患上白癜风后，要及时进行治疗。白癜风初期，患者患病时间不长，白斑面积还不是很大，数量也不是很多，色素脱失并不严重，应抓住机会积极配合治疗，快速有效地修复黑色素细胞的功能，使皮肤在短时间内恢复正常肤色，治愈白斑。因此，孕妇发现自己皮肤出现白斑后，要及时检查和治疗。

（3）孕妇患者在接受治疗时，要谨遵医嘱，谨慎科学地治疗。孕妇由于身体的特殊性，因此在治疗方面要多加谨慎。孕妇患者在治疗白癜风时应选择刺激性较小的疗法，小心用药，服药时要仔细询问治疗方法以及药物的安全性，采用对症有效的治疗，避免治疗不当对胎儿的发育产生不好的影响。

（4）在治疗白癜风期间，孕妇患者要注意自己的饮食问题。不要吃太多辛辣的食物，一次不可吃太多，可以一日多餐，适当地补充微量元素以及维生素，要保证胎儿的正常发育以及自身营养所需，充分发挥食疗的辅助治疗作用，促进白癜风的治疗。

（5）孕妇患者要做好自身的护理和保养。孕妇患者日常要养成良好的生活习惯，做日常皮肤护理，坚持锻炼，努力

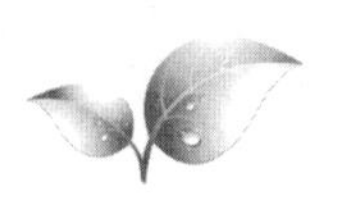

维持身体机能的稳定，避免护理不当加重病情，以至于影响胎儿的发育和健康。

（五）白癜风孕妇患者心理治疗重要吗？

在临床案例中，很多白癜风孕妇患者因患上白癜风而变得忧心忡忡，有时陷入两难境地：接受治疗吧，肯定要用药，是药三分毒，生怕给孩子带来一些影响；不治吧，任由病情发展下去，肯定越来越严重。其实孕妇白癜风患者也不必过于担心，因为大多数的白癜风患者怀孕生孩子后并未出现扩散或复发的现象。但这是保持心情愉快的情况下，如果整日担心、精神紧张、心理压力过大就大大增加了扩散和复发的概率。所以，患有白癜风的孕妇要保持精神乐观，怀孕后要在正规医院、专业医生指导下防止白癜风扩散或复发。

那么，孕妇如何保持好心情呢？

（1）孕妇要明白，白癜风虽然属于顽固疾病，但并非是不治之症，也不属于传染性疾病，所以，不要给自己太大的心理压力，保持好良好的心理状态，调整好自己的情绪，白癜风是可以得到很好的控制的。

（2）生活中的烦琐事儿总会带给人很多烦恼，这个时期的孕妇要注意消除各种精神刺激，努力改善精神状态和不良的生活、工作环境，保持良好的心理，增强自身免疫功能，及早发现，及时治疗，并持之以恒。在治疗中，积极配合医生，采用最佳的方案进行治疗，同时要保持精神乐观、心情舒畅，切勿悲观急躁，尽力解除一切不必要的思想顾虑。因为任何的忧虑、恐惧和悲观情绪都会影响神经功能，造成白癜风病情加重。白癜风的治疗是个长时间的过程，不是一朝一夕就能治好的，所以白癜风孕妇患者要做好心理准备，持之以恒，这也是白癜风的心理治疗之一。

（3）一旦有了心理压力，孕妇患者要及时懂得释放，这是白癜风心理治疗中很重要的一部分。每个人的生活都不可能一帆风顺，总会遇到这样或那样的烦心事儿，这是正常的，但是在遭遇坎坷与磨难时，完全消除心理压力也并非易事，尤其是对孕妇来说，而要做到这一点，则需要患者本人和家属及社会的共同努力。家庭成员应保持祥和的气氛，家人要耐心劝导、劝说，给患者以安慰，切忌火上浇油，给患者增加烦恼，应及时帮助患者坚定对疾病治疗的信心，保持平和的心态。

（六）孕妇得了白癜风可以用中药吗

在治疗过程中，有些孕妇患者为了胎儿，会选择温和的中药治疗，但是也有些孕妇患者会犹豫不决，担心中药会对胎儿产生影响，那么，孕妇治疗白癜风用中药到底好不好呢？

可以这么说，孕妇治疗白癜风是可以用中药的，但是

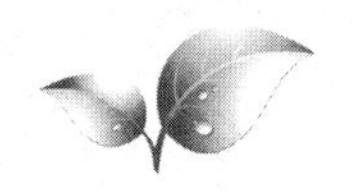

所用药物必须经过自己的主治医生同意才可采用，不可擅自乱用。孕妇腹中孕育着胎儿，胎儿的营养是从母体中吸收的，在吸收营养的过程中，很可能会吸收母体中的药物成分，如果这些药物有毒副作用，很可能致使胎儿畸形，甚至会导致胎儿死亡。所以，一般不建议孕妇选择药物治疗白癜风。

六、白癜风患者生活保健

（一）白癜风患者可以游泳吗

夏日炎炎，有什么消暑的好地方呢？当然是游泳馆、海边等可以游泳的地方。游泳是夏季人们首选的体育运动，因为游泳不仅能锻炼身体，还能够起到消暑纳凉、愉悦身心的作用。在白癜风患者中也不乏游泳爱好者，夏季来临，他们也跃跃欲试，但是常常有巨大的心理压力，特别是海滩、游泳池这些需要脱掉衣服的场合，更让他们有太多的担心。担心自己患有白癜风，不知道能不能游泳？游泳会不会加重白癜风病情？临床观察证实，患有白癜风也是可以游泳的，并且不会影响到白癜风的病情治疗。

1. 游泳不会传染白癜风

白癜风的治疗难度比较大，多是后天多种因素引发，但是白癜风不具有病原体，因此并没有传染性，所以白癜风患者去游泳的时候，不必担心自己的病会传染给其他的人，而且游泳池也不能禁止白癜风患者进入。

2. 白癜风患者游泳时要注意自我保护

虽然白癜风患者可以游泳，但是患者在游泳时还是要有一些需要注意的地方。

（1）避免阳光照射：

在游泳的时候，注意不要在光线太强的地方游，因为阳光暴晒之后会加重自己的病情。一般游泳的时候，身上的泳衣都比较小，皮肤大部分面积都会裸露在外面，这时患者应尽量避免太阳光的照射，要知道长时间的阳光暴晒容易使白癜风病情加重，所以患者在游泳时最好能够选择较阴凉的位置或者选择室内泳池，这样就能够避免皮肤在阳光下长时间照射了。

（2）佩戴必要装备：

因为大部分泳池会用结合性氯作为清洁剂，会对人的眼睛、牙齿等器官造成伤害，甚至还会产生过敏反应，所以白癜风患者在游泳时要正确佩戴装备（泳帽、耳塞、泳镜），以防止细菌进入皮肤内。

（3）游泳时间不要过长：

白癜风患者的游泳时间最好不要超过1小时。游泳的时间太长，肌肉易疲劳，乳酸聚集过多，容易导致抽筋，不利于

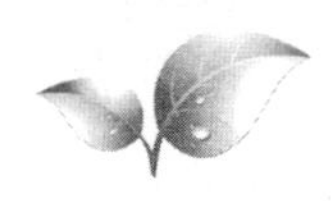

安全。另外，过度消耗体力、过度疲劳会导致身体免疫力降低，免疫系统问题也是白癜风的一大致病因素。因此，要注意劳逸结合，以免劳累过度损伤身体，降低免疫力，引发其他病变，这样一来对于治愈白癜风就会非常不利。白癜风患者可以在适时的休息及补充水分后继续。

（4）及时清洗：

白癜风患者皮肤比较敏感，游泳过后要及时清洗，保持皮肤干净。洗浴用品最好选用含香料或色素较少的产品，避免皮肤长期受香料或色素刺激而对紫外线发生异常敏感。白癜风患者清洗时需要格外进行调理，一定要选择对皮肤刺激性小的洗浴品，比如温和的肥皂清洗全身，以清除表面鳞屑。

（5）注意保湿：

从水中出来后，应马上擦干身上的水珠，涂抹上具有保湿作用的温和护肤品，轻轻按摩，以促进养分的尽快吸收。

（6）注意安全：

时刻把安全放在第一位，白癜风患儿一定要在家人的陪同下才能游泳。

（二）白癜风患者可以染发吗

爱美之心，人皆有之，白癜风患者也不例外。白癜风患者除了皮肤会变白，也很容易出现头发变白的现象，皮肤变白治疗时间比较长，并且没有什么捷径可走。那么，头发变白了，是不是可以通过染发来使自己看起来更“美”一些呢？这种方法可不可取呢？

对于白癜风患者来说，在患病以后，身体状况本来就比较脆弱，免疫力下降，很容易受到新的致病因素的影响，因此不建议患者染发，特别是头部也有白斑的患者，更不要轻易染发。这是因为染发剂一般是以化学合成的苯二胺为主要原料，这种物质会让人体产生过敏、刺激皮肤等副作用。很多患上皮肤癌的人都是因为有化学物侵入体内对皮肤造成刺激，染发剂也一样会刺激到人的头皮。同时，染发剂中含有的苯酚及其衍生物会损伤黑色素细胞，一些患者对这些产品非常敏感，可能会致使白斑的进一步扩展，导致白癜风病情加重。并且，相对于其他的化学侵蚀来说，染发的时候为了能够使染发剂更好地附着在头发上，通常会使用加热仪器或者其他的方法，而这样的方法虽然让染发效果更好，但是也加速了化学物质进入皮肤，对皮肤微环境、微循环造成破坏，从而进一步损害黑色素细胞，加重白斑皮损。因此，白癜风患者不适合染发。

一时治不好，又不能染发，总不能年纪轻轻就披着一头白发吧？这就需要白癜风患者有足够的耐心了。白癜风虽然治疗时间比较长，但是并不是治不好，只要持之以恒、坚持科学、规范的治疗，白癜风治疗是可以达到一个理想效果的，白发也有机会重新变黑。

白癜风患者要接受正规的治疗，不要想着走捷径，否则

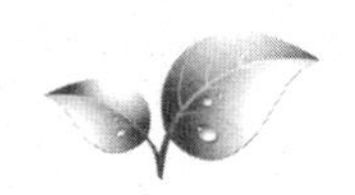

会适得其反。同时，患者在接受科学的治疗时，千万不要忽视了自身的重要性。患者需提高对日常护理工作的重视，比如需养成合理的饮食结构和规律的作息时间。因为良好的生活习惯能够在很大程度上帮助患者早日康复。目前，白癜风的治愈率是比较高的，所以患者一定要坚持进行科学的治疗。

（三）白癜风患者饮食需要注意什么

近年来，越来越多的人开始关注白癜风，这是因为患上白癜风的人数在逐年增加。白癜风是一种高发的皮肤顽疾，如何降低白癜风的发病率，成了人们最迫切关心的问题。在日常生活中做到饮食合理就会有效地降低白癜风的复发概率，并且有利于病情的治疗。白癜风的饮食至关重要，俗话说："药补不如食补"，可见饮食在疾病治疗过程中起到了十分重要的作用。自古以来，我国就有"药食同源"的说法，表明许多食物和药物之间并没有绝对的分界线，食物吃对了可以起到治病的功效，吃得不对，就有可能会加重病情。对于白癜风这种病因复杂的皮肤顽疾而言，更要多加注意饮食，尤其是一些饮食禁忌，白癜风患者一定要更加注意，这样才能避免白癜风病情加重。

那么，白癜风患者在饮食中应该注意哪些事项呢？

①患者应少吃或不吃含谷胱甘肽丰富的食物。人体的

饮食中如果长期缺乏谷胱甘肽，可增强皮肤内的酪氨酸酶的活性。因此，白癜风患者应少吃或不吃含谷胱甘肽丰富的食物，可多吃些茄子、胡萝卜、油菜、芹菜等。也可以多吃些葡萄、核桃、苹果等水果以及花生、芝麻等坚果类食物。

②患者还应少食用荤腥、辛辣等食物，应以素食为主。肉、禽、鱼、蛋等动物食物中含有少量饱和脂肪酸，会使人体血液中胆固醇水平升高，久而久之，血管变得越来越狭窄，血液黏度也会增高，致使血管瘀滞，血不溶肤，皮肤得不到充分的氧气和营养供应，对白癜风病情不利。而长期食用豆类及新鲜蔬菜，血液呈碱性，血液黏稠度低，血液循环畅通无阻，可改善内环境，缓解病情。

③白癜风患者平时应多吃一些含酪氨酸和铜、锌比较丰富的食物。有铜、锌等微量元素参与，酪氨酸酶的活性才能增强。患者可多吃些如动物内脏、瘦肉、禽蛋、豆制品和新鲜蔬菜等。

④白癜风患者要戒酒戒烟。白癜风患者平时不应饮酒，否则会导致病情加重，给白癜风的治疗增加难度。白癜风患者也要戒烟，避免继续危害人体免疫功能或对皮肤产生损伤性的刺激。据研究证明，烟草中含有多种有害化学物质，主要有尼古丁、焦油、多种环芳烃、一氧化碳，多种重金属（镉、镍、铅、砷等），对人体多系统、多脏器均有较强的毒性，使血氧含量下降，降低免疫机能，引起癌变。因此，白癜风患者一定不要轻易抽烟喝酒，这样才便于白癜风患者

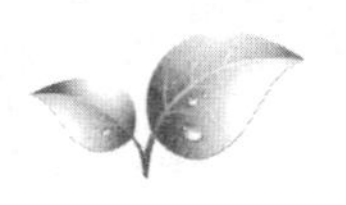

早日康复。

白癜风属于皮肤科的一项顽疾，合理的饮食除了能帮助患者补充营养外，很大程度上也起到辅助治疗的作用，因此广大白癜风患者一定要多加注意，应在医生的指导下合理饮食，以利于病情的康复，早日回归正常生活。

（四）多吃维生素C对白癜风患者的病情有影响吗

日常生活中，很多女性朋友都想让自己变成“白富美”，尤其是在“白”上，很多女性朋友都有自己的高招！不过归根结底，我们知道，要想拥有嫩白的皮肤，身体中必须富含维生素C，于是很多富含维生素C的水果受到欢迎。维生素C确实是我们人体营养元素中不可缺少的一部分。但是，在这里我们要提醒大家的是，如果你或者你身边的朋友患了白癜风，就要离这些含有维生素C的食物越远越好，因为它会加剧病情。

维生素C（抗坏血酸）是人们熟悉的药物，主要用于补充维生素C的缺乏，具有多方面的生物学效应，包括抗氧化、解毒、促进伤口愈合、抗过敏、抑制病毒复制、维护血管弹性等，防治感冒、作为抗氧化剂以及配合其他治疗应用于多种疾病，广泛应用于治疗与保健，因而其用药量也越来越大。但是长期大剂量应用可能出现一些较重的不良反应，如高尿酸血症，诱发痛风性关节炎或肾结石，如若突然停药可以出现坏血病症状等，临床上确实有由于过量服用维生素C发生白癜风的患者。据统计，904例白癜风患者中有明确诱发因素的479例，其中因过量应用维生素C而诱发的有11例，占2.27%。可见，过量的维生素C也是诱发白癜风的因素之一。

因此，鉴于维生素C广泛的生物学作用和诱发或加重白癜风的机制，白癜风患者要避免长期大剂量服用维生素C，少吃富含维生素C的水果或食品，尤其在白癜风病情进展期，更要远离维生素C。

维生素C能够促使多巴醌还原成多巴，从而阻断了黑色素的生物合成过程。能够抑制肠黏膜对铜离子的吸收，并且降低血清铜氧化酶的活性，从而影响酪氨酸酶的活性，导致无法正常氧化黑色素细胞分泌黑色素所需要的营养，黑色素无法正常合成，从而出现皮肤白斑。因此，含维生素C丰富的食物应尽量少吃，如西红柿、山楂、橙子、柠檬、猕猴桃、李子、柑橘、菠萝、果汁、话梅、酸苹果、酸葡萄、草莓等。

我们知道了维生素C对白癜风的影响，所以一定要多注意饮食，不要过多摄入维生素C。同时，白癜风患者还要及时接受正规的治疗，以便有效地减少白癜风所造成的伤害。

（五）白癜风患者怎样调节心情

近几年来，白癜风的发病率不断升高。引起白癜风的因素有很多：环境污染、饮食不当、情绪不良、内分泌失衡

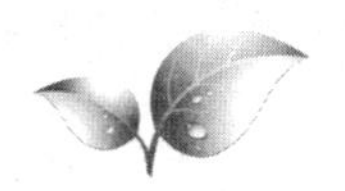

等。尤其是情绪因素，与白癜风的发生、治疗、康复都有很大的关系。白癜风是以皮肤出现白斑为主要特征，严重影响患者的容貌，因此在一定程度上很容易造成患者心理问题。如果患者长期处于这种心理压力较重的情况下，对于病情的治疗将会造成不好的影响。那么，白癜风患者怎么调节心理？这就需白癜风患者在治疗白癜风时注意自我控制。

白癜风患者的心理调节是治疗中重要的组成部分，对患者的治愈效果可以产生很好的效果，患者一定要注意白癜风患者的心理需要，避免因心理因素造成白癜风的恶化。

但是如今社会上很多人对白癜风这一疾病认识还不够，认为白癜风是很难治愈的，因此有些灰心丧气。也有些白癜风患者在得知自己患白癜风后，在诊治时首先想到的是让医生保证治疗好自己的病症，不过，这显然是不可能的，因为治疗首先是科学的，科学是没有任何绝对性可言的，一位真正有责任心的医生绝不会轻易许下承若。不过医生可以给予患者的是，帮助患者首先建立治疗的坚定信心，避免因为外界评价议论给患者造成的心理影响，其次就是很好地与患者之间建立起相互信任的沟通基础，再次是白癜风患者自己也要学会自我调节情绪，不给白癜风治疗增加困难。那么，白癜风患者如何调节心情呢？

白癜风患者学会自我调节，就是要多给自己暗示，相信自己能战胜白癜风，要多与人接触，与人为善，乐观生活，积极面对，任何事物都有它的两面性，要多看到阳光的一面，阳光自然就会多起来。通常情况下，白癜风患者自我调节心情的方法有：

（1）建议白癜风患者把注意力从消极悲观的情绪上转移到其他方面，这是一种很有效的心理治疗办法。以协调的工作、幽默的语言、恰如其分的玩笑缓解心理压力，减缓疾病的发展。

（2）自我愉悦，寄情于山水之间，宁静的自然情景可以更好地控制心境。在白癜风的高发季节，白癜风患者一定要关注平时的保护和调理与保健，养成良好的生活习惯，维持乐观的情绪等一系列白癜风的自我控制。

（3）多运动，做部分自己喜欢的体育锻炼，分散一下自己的不良情绪，将内心的郁闷情绪释放出来。

（4）多听音乐。临床证实音乐对于患者心理疾病很有帮助。因此建议白癜风患者可以尝试性地多听音乐辅助性地培养开朗的性格。

（5）当患者情绪低沉时，可以尝试向家人、朋友倾诉，以适当的方式发泄心中的苦闷。同时建议患者多培养一些自己的兴趣爱好，以不同的方式发泄，缓解心理压力。在自己心情不好的时候，要懂得宣泄，宣泄不是找人吵架，而是找人说出心中的烦恼，要和外界多交流、和家人多聊天，这是减负。这也可作为白癜风的自我控制的一种。

在日常生活中，白癜风患者心理调节主要是通过改善心理状态，积极配合医生的治疗，更好更快地治愈白癜风。保

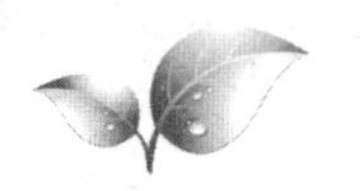

持良好的心态和乐观的情绪，在必要时可经行心理治疗。同时，也不能放弃白癜风的治疗，只有科学、系统的治疗才是治疗白癜风的保障。

（六）白癜风患者如何正确看待自己的疾病

现在，再提起白癜风，想必大家都不陌生了，它是长在皮肤上的一种白斑，严重影响美观，很多人面对白癜风都是一肚子苦水。怎么办呢？白癜风患者首要做的就是要正确看待自己的疾病。

（1）要配合医生进行治疗，树立战胜疾病的信心，相信通过医生与患者之间的共同努力，借助医学发展成果，白癜风是可以痊愈的。

（2）要有足够的耐心。白癜风是一种慢性病，色素的再生、恢复有一个比较长的过程，白癜风不是短时间就能有明显的治疗效果的，所以患者一定要按疗程服药、涂药，不能操之过急。

（3）对治疗用药要持之以恒，即所谓恒心，不应受各种原因影响而忘记服药或涂药。患者一定要具备“三心”，即信心、耐心和恒心，三者缺一不可。

（4）时刻保持头脑清醒，不可犯“病急乱投医”这样的错误，对一些报纸、杂志等新闻传媒刊登的有关报道内容要有辨别分析能力，更不能轻信马路上的一些小广告，还有一些所谓的“偏方”“妙方”也不可轻易听信，以免既花费钱财、消耗了精力，又浪费了时间、贻误了治疗，导致病情加重，那就得不偿失了。

（七）白癜风患者如何安然度夏

白癜风虽是一种比较常见的皮肤疾病，但是治疗难度是比较大的，所以对于白癜风这种皮肤顽疾，白癜风患者应该注重防治结合、未病先防、有病早治，可以在最大程度上减少白癜风给自己带来的危害。现在，我们来了解一下白癜风患者在夏季如何安然度过。

白癜风有明显的季节性特点，一般夏季是高发期。这是因为夏季阳光较充足，阳光暴晒后，黑色素细胞功能亢进，其酪氨酸酶及多巴氧化中间物质遭到破坏，中间物质是一种重要的保护机制，一旦这种保护机制消耗衰退，黑色素便有被破坏的可能，这就好比是酿酒，酒大家都知道，尤其是粮食酒。酿酒用的原料是谷物，比如高粱、玉米、青稞等，但光有这些是不够的，还需要加入“酒曲”。这是为什么呢？其实，酒曲中含有大量的微生物和酶（淀粉酶、糖化酶和蛋白酶等），酶能够加速将谷物中的淀粉、蛋白质等转变成糖和氨基酸；糖在酵母菌和酶的作用下进一步转化成酒精，如果这个过程中缺少了酒曲，这个酒就酿不成了，而酪氨酸酶就相当于这个酒曲，如果缺少酪氨酸酶，就无法氧化黑色素

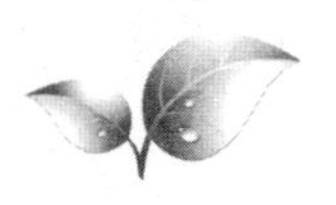

细胞生成黑色素所能吸收的营养，黑色素就会分泌不足，皮肤就会出现白癜风。其次，细胞本身合成的黑色素的中间物质过度产生或积聚也可能损伤黑色素细胞，从而发生白斑，使病情加重。

除了光照因素外，夏天天气炎热，人们容易产生烦躁、思维紊乱、爱发脾气、内心燥热、无法平静等负面情绪，这些情绪因素也是白癜风夏季易发的原因之一。此外，由于夏天炎热，人们穿着较少，白癜风患者裸露在外的白斑就很容易被人看到，常常遭受人们异样的目光，甚至会受到社会上部分人群的歧视，给患者身心造成了极大的影响。这些因素，都不利于白癜风的治疗及康复。

炎炎夏日，白癜风患者如何护理、安然度夏呢？今天我们就来简单介绍一下这方面的相关信息，希望对白癜风患者有所帮助。

1. 尽量不要暴晒皮肤

夏季阳光直射地面，照射强度大，暴晒之后易引起皮肤炎症，特别是头部、面部等暴露部位常导致黑色素细胞受损，失去产生黑色素的能力。对于白斑发生处，黑色素细胞减少，抗紫外线的能力就会减弱，长时间暴晒，白斑处很容易起泡，脱皮，病情加重。不过，并不是让白癜风患者不接触一点儿阳光，如果患者正在服用白癜风药物，适度地晒太阳对白癜风康复也有一定的效果。日晒时间要随季节而调整，如秋、冬、春初，阳光斜照地面时宜选择中午前后，照晒时间可以长一些；春末夏季阳光直射地面，以上午、傍晚为宜，选择午后太阳快要落山的一段时间适度日晒，晒到轻度粉红为止。这样就可以减少强烈的阳光照射对皮肤的损伤，有利于发挥长波紫外线的治疗作用，以促进药效的发挥。

2. 不要碰伤皮肤

夏天天气比较炎热，人们穿的衣服少了，磕碰、擦伤、烧伤、蚊虫叮咬的概率增大，对于白癜风患者，这些意外伤一定要避免，因为外伤易造成皮肤组织破坏，导致黑色素脱失。如果不小心被蚊子叮了，千万不要抓挠，以免被挠破的部位变白。可用两小勺食盐，一勺食醋，加适量开水，热敷痒处即可止痒。

3. 保持良好的心态

炎热的天气会使人情绪烦躁，爱发脾气，情绪、心境、行为等方面异常。这些情绪持续长久，容易患心血管方面的疾病。因此，当白癜风患者出现不良情绪时，一定要及时调整。

4. 保证皮肤的清洁及卫生

夏季天气炎热，人们衣服减少，排汗量也加大，导致皮肤易滋生病菌，患者需要经常清洁皮肤，保证皮肤的干净清爽。衣服要经常换洗，洗衣服时要用温和的洗衣液洗，并且多用清水洗几遍，避免洗衣液残留，刺激皮肤。

5. 节制饮食

夏天，各色新鲜水果粉墨登场，各种瓜果香味诱人，但是很多水果都含有丰富的维生素C，如番茄、草莓、猕猴

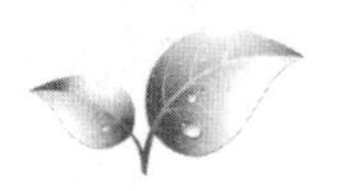

桃、橙汁、橘子等，这些维生素C含量较多的水果一定要忌口。不过，香蕉、瓜类、桃子、梨子，白癜风患者还是可以吃些。

6. 不要喝绿豆汤、绿茶

绿豆汤、绿茶虽然没有破坏黑色素细胞的效果，但是有解毒的功效。它们可以解中药，使药效降低。

7. 保持睡眠

夏天，天气燥热，人也很容易疲劳，所以一定要睡眠充足，保持良好的心态，遇事冷静，不急不躁。

总之，夏季白癜风患者需要注意的事项很多，只有加强自我防范意识，配合医生的治疗，才能有效控制病情，安然度过夏季。

（八）白癜风患者夏季睡眠应注意哪些

夏天到了，有些地方的夏季闷热、潮湿，人们也开始按照夏天的气候穿着衣服，白癜风患者也迎来了需要特别注意紫外线的季节。那么在夏季里，白癜风患者在睡眠上有哪些需要注意的事项呢？

俗话说“春困，秋乏，夏打盹儿”。人一到了夏季，就很容易犯困，可是夏季的时候夜间气温、湿度相对较高，睡眠质量会受到一些影响。也许有人会说，睡觉嘛，谁不会，人的一天有1/3都在睡觉。殊不知，睡觉也是有讲究的，尤其是对白癜风患者来说，睡好觉尤为重要。一旦睡不好，不仅腰酸背痛加头疼，白天工作也会显得乏力。所以，夏日睡眠要讲究一些禁忌。

1. 忌入睡后开风扇、空调

当人体进入睡眠状态的时候，人体血液循环减慢，抵抗力减弱，如果整夜开着电风扇或者空调睡觉，很容易受凉，引起感冒。

2. 忌袒胸露腹睡觉

人体的腹部和胸部皮肤温度几乎固定不变，睡觉时如果袒胸露腹容易导致受凉发生腹痛腹泻。因此，无论天气多热，胸部和腹部最好盖上被子或毯子，以免受凉而生病。

3. 忌用凉水擦席子

有些人误以为，用凉水擦凉席可以更凉快些。事实上并非如此，人体在夏季极易出汗，凉席本身并不干燥，如再用凉水擦洗，就变相增加了凉席的湿度，于是凉席成了各类霉菌、细菌的滋生地。

好的睡眠是预防各类疾病的方法，白癜风患者拥有正确的良好的睡眠能够有助于病情的康复，只要做到以上几点便会有一个健康的明天。

因此，得了白癜风并不可怕，怕的是失去与疾病斗争的信心。患者只要积极配合医生的治疗，生活起居上遵从医嘱，白癜风是可以治愈的，在高发季节患者要注意保护好自己，平时多注意休息，要保证足够的睡眠时间。因为睡眠不

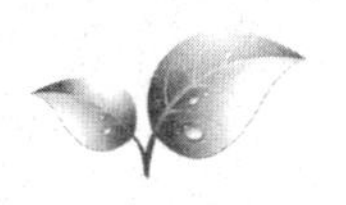

仅可帮助白癜风患者恢复体力，还有利于白癜风的治疗。特别是在夏季很容易犯困，白癜风患者要坚持午睡，不宜太过疲劳，过度疲劳会导致免疫力下降，不利于白癜风的治疗。

（九）白癜风患者能晒太阳吗

白癜风患者到底能不能晒太阳呢？这个疑问想必很多患者都会有。也有人说：夏天人的皮肤会被太阳晒得黝黑黝黑的。那白癜风患者夏天可以通过晒太阳的方法来护理皮肤，让白斑变黑吗？众说纷纭。到底是否可行呢？我们来了解一下。

适量地晒太阳对白癜风患者有好处，日光直接照射皮肤后产生的生物学效应可增强黑色素细胞的功能，增强酪氨酸酶活性，增加皮肤黑色素的含量，促进黑色素合成。但是白癜风患者晒太阳要注意适度原则。特别是夏天，由于紫外线比较强，容易对皮肤形成灼伤。比如像树木、树苗有的晒太阳会长得很好，茁壮生长，有的晒太阳却会枯死，这是为什么呢？就是晒太阳以后长得很好的树木，肯定是土壤里水分和营养很充足的，而枯死的那个一定是缺少水分、缺少营养的。白癜风也是一样，如果人体酪氨酸酶活性是正常的，比如健康人的皮肤，他晒太阳会晒黑。如果酪氨酸酶活性降低或者丧失了，用强光晒，导致黑色素细胞代谢加快，它分泌黑色素就需要更多的营养才行，可是如果酪氨酸酶含量不足了，黑色素细胞生成黑色素所需要的营养供应不上来了，便会致使白斑扩大。所以阳光强烈时，白癜风患者一定要打伞避免暴晒。

病例一　让爱起航

2012年年底，一位名叫王琼珍的中年妇女慕名到北京找到了王家怀主任。正在医院坐诊的王家怀主任为王女士进行了详细诊断，发现王女士患有重度类型的白癜风，白斑面积占全身皮肤面积的近90%，情绪状况不佳，对治愈已经基本丧失了信心。

王家怀主任对王女士的病因、病情进行科学判断后，针对她的个体情况，开展科学规范的个性化治疗。随着治疗的开展，王女士的白癜风开始一天比一天好转，大概治疗7天效果便显现。她脸上两处白斑已经明显转变成正常的肤色，脖子还有胳膊也都有黑色素慢慢长出来，然而就在病情初见成效之际，王女士却出人意料地提出不接受治疗了。

本着对患者负责的态度，细心的王家怀主任进行了多方了解，最终得知了事情的原委：王女士的老家在云南省一个国家级贫困县，她患白癜风近20年，多年来四处求医问药，家里已债台高筑。因为未接受过科学正规治疗，加上治治停停，疾病非但没有好转，还扩散加重。而且女儿也遗传了她的白癜风，刚开始只有两块小面积白斑，后来白斑面积变

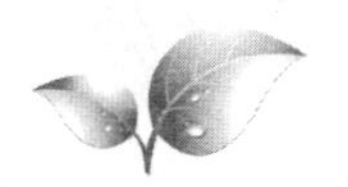

大，还扩散到了脸上。孩子变得十分自卑，躲在家里不愿出门，面临着辍学。

因家庭经济负担较重，王女士于是干脆决定自己不治了，省下钱来全力给女儿治病。她这次慕名找到王主任，发现王主任治疗白癜风效果确实挺好，于是决定自己中断治疗，把女儿接来，真正需要治好病的是女儿。

得知真实的情况后，王家怀主任郑重地告诉王女士，她女儿的病要治，她自己的病也要治，并自己掏钱为其垫付了部分医疗费用。这一消息传开后，医院领导和广大职工发起了一场“让爱起航”的爱心捐款。捐款现场，除了医生、护士，还有附近社区的群众纷纷赶来踊跃为这对母女捐款。在大家的关爱、救助下，王女士及女儿在医院接受了科学治疗，后来恢复情况良好。

病例二　花季少年走出白癜风阴影

15岁的小森，在本该花季的年龄，却患上了一种让人皮肤大面积斑驳的疾病——白癜风。

小森在9岁那年不小心摔了一跤，折断了胳膊。手术后除了伤口处留有瘢痕其他都恢复得很好，可是不久瘢痕处和周围皮肤开始出现白斑，白斑开始一点点吞噬他正常的皮肤。第1年是胸部，第2年便开始蔓延至背部及四肢，后来扩散至全身。

白癜风将小森的皮肤变成了黑一块、白一块，四肢上下乃至脸部肤色的破败，让他敏感地意识到自己的不同。原本开朗的男孩变得沉默寡言，他渐渐远离人群，躲在小屋里不愿出来。尽管小森学习成绩优秀，但性格大变，自卑、敏感、暴躁……为了给小森治病，家里也已负债累累，一家人几乎陷入绝望之中。

一次偶然的机会，小森的妈妈在电视里看到王家怀主任的相关报道，经过详细了解，她重新燃起了希望，专程带孩子到北京找到了王家怀主任。

王家怀主任为小森仔细做了检查，发现他的白癜风是因外伤所诱发，医学上叫“同形反应”，因此，针对小森的情况，为他制订了一套完整和针对性治疗方案，从血液和脏腑进行同步整体治疗。小森刚到医院时情绪很低落，躲在病房里蒙着被子不起来，不配合治疗。医生护士们轮番给他做思想工作，让他感受到温暖，他才慢慢接受治疗。

治疗1周后，小森的皮肤发生了很大变化，白斑部位长出了很多黑色素小点。小森每天都高兴地照镜子查看，用手数小黑点。此时的他也不再拒绝医生的治疗，而是主动配合治疗……

治疗1个疗程后，小森白斑区新长出的黑色素小点逐渐融合，白斑的面积明显缩小了。

此时的小森变得不再冷漠，见到他的主治医生和护士

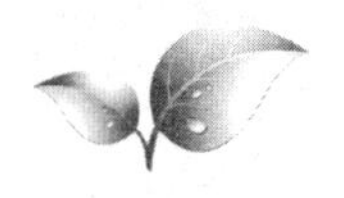

们，他会主动微笑。在第2个疗程开始时，他开心地跟妈妈说：“我看到了人生的希望”。

病例三　祛除白斑　开启幸福人生路

晓月原本是个漂亮可爱的女孩，可刚满20岁的她，却一度因为得了白癜风，满脸愁容，失去了本该有的快乐年华。

晓月17岁时患上白癜风。起初小腿部位长出几块白斑，渐渐地，白斑扩散，蔓延至前胸、后背、额头。她便一边打工一边治疗，然而白癜风久治不愈，给晓月造成了很大的负面影响。她生活中不仅朋友很少，而且找工作也总是被安排做一些“幕后工作”，比如在后勤部门，因为老板怕她的白斑影响形象。这都让晓月十分郁闷。

后来晓月从一个白癜风病友交流群里得知，北京的王家怀主任治疗白癜风效果不错，让她的心情变得不平静起来。经过慎重考虑，2012年10月，晓月在妈妈的陪伴下来到北京，找到了王家怀主任。

王家怀主任在与晓月沟通中发现，她之前的治疗方式比较盲目，没有针对性，治疗也不正规。于是王家怀主任为晓月做了全面科学的检测，系统评估白癜风病因、病情、病型等情况，并根据晓月的个体条件制订了一套个性化的治疗方案。通过治疗，有效激活酪氨酸酶活性，催化正常合成黑色素，促使白斑复色。并同步整体调节脏腑功能代谢，重建自身健康的免疫代谢机制，控制白癜风复发的各种因素。

随着治疗的深入开展，晓月的病情得到了很好的控制，酪氨酸酶活性被激活，黑色素持续不断长出，白斑内缩，效果很明显。这让晓月开心不已，心情也变得好起来，积极配合王主任的治疗，这也客观上促进了疾病的更好康复。经过近2个疗程的治疗，除了手臂等远端部位，额头等部位白斑已基本消退，效果十分明显。后来，晓月又接受了进一步巩固治疗。

现在，晓月的白癜风基本康复，皮肤看起来非常健康。晓月也重拾了自信，开启了幸福的人生。

病例四　白癜风老师重返三尺讲台

现年36岁的陈老师自从大学毕业后，就在张家口的一所中学担任语文老师。陈老师讲课认真，内容丰富，深受学生喜欢。可熟悉陈老师的人都知道他有一个“怪癖”，那就是一年四季，不管天冷天热，他都是穿着长衣长裤，夏季天气再热、汗出得再多，也不穿短裤短袖。

陈老师的这个怪癖曾经让很多人觉得不可思议，有人开

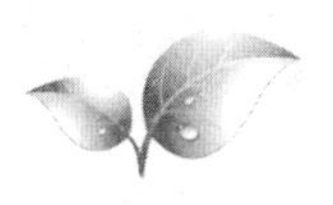

玩笑说他一副长衣大褂，活脱脱一个古代的私塾先生。这让陈老师哭笑不得，事实上这其中的原因也只有陈老师一个人明白，那就是他得了皮肤疾病白癜风，他的双腿和胳膊上长满了白斑。为了不让别人看到，他才刻意穿长衣长裤进行遮掩。

陈老师不甘被疾病折磨，几年来多方求医，却始终没能有效治愈。这让陈老师心情十分低落，时间一长，影响了他正常讲课。为了不耽误学生们，陈老师主动向学校领导说明情况，暂时告别了心爱的课堂，专心治疗白癜风。

2014年年初，陈老师在央视的《名家访谈》栏目里看到雷安萍主任的专访，得知雷主任通过科学规范化的治疗，挽救了很多比他病情严重的病友。欣喜之余，陈老师在妻子的陪伴下到北京的一家医院找到了雷安萍主任。

雷安萍主任与陈老师进行了详细交流和耐心沟通，在掌握其病因、病情的基础上，从白癜风的源头血液和脏腑入手，进行个性化和系统化的同步整体治疗。治疗很快便有了效果：7天左右，陈老师腿部和胳膊上的白斑颜色变淡，并逐渐内缩；大概2个疗程，白斑区恢复健康肤色，与正常皮肤无异。

后来，陈老师遵照雷安萍主任的医嘱，在日常生活中十分注意预防与护理，白癜风就此再也没有复发过。

经过科学规范的治疗，终于摆脱了白癜风的折磨，陈老师的心情也随之好转。他如今已经重新回到心爱的三尺讲台，回到了学生们中间，勤奋耕耘在教书育人的广阔天地里。

病例五　幸福生活从“头”开始

42岁的陈先生是一名退伍军人，老家在河南洛阳。他19岁时就穿上戎装投身军营，退伍后转业回到了原籍，成为一名公交车司机。小日子过得还算美满。

但是，陈先生于2年前理发时，意外发现头皮上长出几块白斑，被医生诊断为白癜风。陈先生觉得白癜风长在头皮上，被头发遮盖住了，平常也不疼不痒的，就没有及时医治。直到1年前，他头部的白癜风发生了明显扩散，蔓延到额头和颈部。特别是头发居然也有一部分变白了，此时的陈先生才开始担心起来。他四处求医，还喝了很多中药偏方，但效果都不是很好。

白癜风的沉重打击让原本开朗的陈先生变得苦不堪言，部队的艰苦生活都没难倒过他，白癜风却让这个七尺男儿一筹莫展！

2014年年底，一位在北京工作的战友推荐陈先生到北京治疗白癜风，因为该战友的一个表侄子就是被一位叫王家怀的北京专家治好的。陈先生经过考虑后，觉得北京的医疗条件好，专家的水平也高，便在战友的安排下来到北京，找到了王家怀主任。

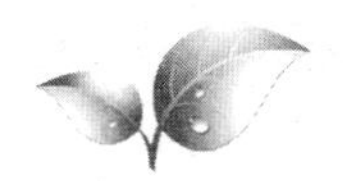

刚见到王主任时，陈先生一股脑儿问了很多关于白癜风的问题。特别是对于自己头发为什么变白，也向专家表达了自己的困惑。王家怀主任告诉陈先生，白癜风是因为黑色素脱失导致的白斑，如果患者毛囊内的黑色素脱失了，也是可以导致毛发变白的，比如胡子、头发、眉毛这些部位。

随后，王家怀主任为陈先生进行了全面科学的检查，确诊陈先生属于散发型白癜风。他的酪氨酸酶的活性指标很低，免疫力指标、铜蓝蛋白结合率等都较差。针对陈先生的具体情况，王主任从血液和脏腑入手，为其开展个性化精准治疗，再配合个性合理的食疗，使陈先生患处的黑色素代谢功能逐步恢复正常。

经过近2个疗程的治疗，陈先生头部、颈部的白癜风基本消退，效果十分显著，头发也从根部开始变黑，陈先生十分感慨，他一度认为自己的白癜风是不可能再治好了，没想到北京的专家技术这么好。自己要从“头”开始，营造幸福生活。

病例六　健康比什么都重要

来自湖南的付大姐是一位白癜风的老病号了。她患白癜风已经有12年的历史。她的白癜风刚发病时长在腿上，后来因为生活中的一些变故，情绪不稳，心理压力增大，导致白斑大面积扩散，白癜风渐渐蔓延至四肢、颈部、脸部、手部、躯干等部位。

白癜风暴露在外，严重影响美观，这让付大姐变得很自卑。多年来，付大姐一直不曾放弃过医治，她四处奔波，尝试过很多方法，但不仅治疗效果不佳，还因治疗不规范，导致白癜风病情有加重的趋势。多年治疗耗费了她大量积蓄，使得家庭经济负担加重。感到治疗无望的付大姐决定放弃了。

付大姐的儿子虽然在外地上学，却无时无刻不记挂着妈妈，每天都打电话询问，鼓励妈妈坚持治疗。儿子的鼓励让付大姐又鼓起了治疗的勇气。恰在这时，以前一位治疗白癜风的病友向她推荐了北京一家医院。2012年9月，付大姐踏上了北上的列车，找到这家医院，并得到了该院著名白癜风专家雷安萍主任的接诊。

雷主任耐心地与付大姐进行了交流，详细掌握了她的发病情况、既往治疗史等细节，并安排付大姐做了全面科学的检测。为了确保疗效，雷主任为付大姐开展了科学规范的绿色强化治疗，通过中西医结合的方法，快速清除血液中的氧化自由基，并有效激活酪氨酸酶活性，催化色体在酪氨酸酶反应下产生黑色素细胞所需营养，促使黑色素合成，同时调节脏腑代谢，修复机体免疫，最终达到从根源上治愈白癜风的目标。

细心的雷安萍主任察觉到付大姐情绪一直比较低落，特地对她进行了一系列的心理辅助治疗。鼓励她，引导她积极

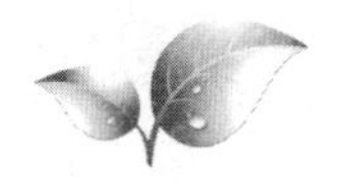

治疗，并为她的饮食进行了相应的科学调整。

随着治疗的深入，付大姐的白癜风病情一天天好转。如今她皮肤上的白癜风基本上都消失了。现在的付大姐和以前相比，整个人看上去精神了很多。她也逐渐恢复了自信，她经常感慨地说“没有什么比健康更重要了”！